全国中等职业学校国际商务专业系列教材

商务部十二五规划教材

中国国际贸易学会规划教材

报 检 实 务

主　编　陈启琛

副主编　张洁璇

参　编　（按汉语拼音排序）

陈夏鹏　李　孟　阎蓓蕾

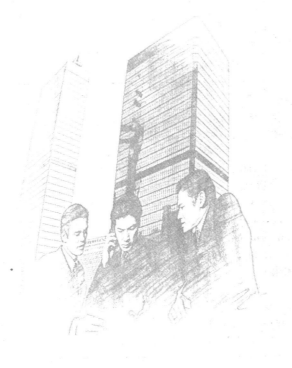

中国商务出版社

CHINA COMMERCE AND TRADE PRESS

图书在版编目（CIP）数据

报检实务／陈启琛主编. —北京：中国商务出版社，2014.12

全国中等职业学校国际商务专业系列教材 商务部十二五规划教材 中国国际贸易学会规划教材

ISBN 978-7-5103-1164-2

Ⅰ.①报… Ⅱ.①陈… Ⅲ.①国境检疫—中国—中等专业学校—教材 Ⅳ.①R185.3

中国版本图书馆 CIP 数据核字（2015）第 004813 号

全国中等职业学校国际商务专业系列教材
商务部十二五规划教材
中国国际贸易学会规划教材

报检实务
BAOJIAN SHIWU

主　编　陈启琛
副主编　张洁璇

出　版：中国商务出版社
发　行：北京中商图出版物发行有限责任公司
社　址：北京市东城区安定门外大街东后巷 28 号
邮　编：100710
电　话：010—64269744　64218072（编辑一室）
　　　　010—64266119（发行部）
　　　　010—64263201（零售、邮购）
网　址：http://www.cctpress.com
网　店：http://cctpress.taobao.com
邮　箱：cctp@cctpress.com；bjys@cctpress.com
照　排：北京开和文化传播中心
印　刷：北京密兴印刷有限公司
开　本：787 毫米×1092 毫米　1/16
印　张：10.75　字　数：204 千字
版　次：2015 年 3 月第 1 版　2015 年 3 月第 1 次印刷

书　号：ISBN 978-7-5103-1164-2
定　价：28.00 元

编 委 会

总　序

为贯彻全国教育工作会议精神和教育规划纲要，建立健全教育质量保障体系，提高职业教育质量，以科学发展观为指导，全面贯彻党的教育方针，落实教育规划纲要的要求，满足经济社会对高素质劳动者和技能型人才的需要，全面提升职业教育专业设置和课程开发的专业化水平，教育部启动了中等职业学校专业教学标准制订工作。按照教育部的统一部署，在全国外经贸职业教育教学指导委员会的领导和组织下，我们制定了中职国际商务专业教学标准。

新教学标准的制定，体现了以下几方面的特点：

1. 坚持德育为先，能力为重，把社会主义核心价值体系融入教育教学全过程，着力培养学生的职业道德、职业技能和就业创业能力。

2. 坚持教育与产业、学校与企业、专业设置与职业岗位、课程教材内容与职业标准、教学过程与生产过程的深度对接。以职业资格标准为制定专业教学标准的重要依据，努力满足行业科技进步、劳动组织优化、经营管理方式转变和产业文化对技能型人才的新要求。

3. 坚持工学结合、校企合作、顶岗实习的人才培养模式，注重"做中学、做中教"，重视理论实践一体化教学，强调实训和实习等教学环节，突出职教特色。

4. 坚持整体规划、系统培养，促进学生的终身学习和全面发展。正确处理公共基础课程与专业技能课程的关系，合理确定学时比例，严格教学评价，注重中高职课程衔接。

5. 坚持先进性和可行性，遵循专业建设规律。注重吸收职业教育专业建设、课程教学改革优秀成果，借鉴国外先进经验，兼顾行业发展实际和职业教育现状。

为适应中职国际商务专业教学模式改革的需要，中国商务出版社于2014 年春在北京组织召开了中职国际商务专业系列教材开发研讨会，来自北京、上海、广东、山东、浙江的30 余位国际商务专业负责人和骨干教师参会。会议决定共同开发体现项目化、工学结合特征的 15 门课程教材，并启动该项目系列教材的编写。目前，教材开发工作进展顺利，并将于 2015 年春季陆续出版发行。

本系列教材的编写原则是：

1. 依据教育部公布的中职国际商务专业标准来组织编写教材，充分体现任务驱动、行为导向、项目课程的设计思想。

2. 设计的实践教学内容与外贸企业实际相结合，以锻炼学生的动手能力。

3. 教材将本专业职业活动分解成若干典型的工作项目，按完成工作项目的需要和岗位操作规程，结合外贸行业岗位工作任务安排教材内容。

4. 教材尽量体现外贸行业岗位的工作流程特点，加深学生对外贸岗位及工作要求的认识和理解。

5. 教材内容体现先进性、实用性和真实性，将本行业相关领域内最新的外贸政策、先进的进出口管理方式等及时纳入教材，使教材更贴近行业发展和实际需求。

6. 教材内容设计生动活泼并有较强的操作性。

在具体编写过程中，本系列教材得到了有关专家学者、院校领导，以及中国商务出版社的大力支持，在此一并表示感谢！由于编者水平有限，书中疏漏之处在所难免，敬请读者批评指正。

姚大伟　教授

2014 年 12 月 28 日于上海

前　言

2013 年，我国外贸进出口总值突破 4 万亿美元大关，达到 4.16 万亿美元，成为世界第一货物贸易大国。为适应我国进出口贸易的快速发展，培养更多的报检从业人员后备人才，我们组织了部分从事报检实务教学的一线教师来编写本书，供中职学校国际商务类专业教学和培训使用。

本书共分 7 章，第 1 章主要介绍我国进出口商品检验的产生和发展、进出口商品检验的法律地位和作用、进出口商品检验的内容和程序等；第 2 章主要介绍报检单位和报检员的权利、义务及管理规定；第 3 章是重点，主要介绍与出入境报检相关的要求以及更改、撤销报检与重新报检、免检及复验等内容；第 4 章主要介绍出入境集装箱、运输工具、包装物的报检；第 5 章主要介绍原产地证的申请、外商投资财产鉴定的报检及进口商品残损鉴定的报检等；第 6 章主要介绍电子报检、电子转单和绿色通道相关规定；第 7 章主要介绍检验检疫证单的法律效用、检验检疫证单的种类以及检验检疫证单的签发和放行等。

在编写体例上，本着尽量做到"好教、好学、好做、好看"的原则，在每章开始的地方明确"知识目标""技能目标""重点难点"，并安排一个案例引导学生思考；在正文中穿插有"课堂互动""小知识"等小栏目，补充相关知识，并设置"网络链接"，介绍相关网络资源，激发学生的学习积极性，强化教学效果。在每章后面的"综合应用"安排判断、单项选择、多项选择、案例分析题，部分章节还围绕学科核心技能安排操作题，巩固和提高学生的学习积极性，强化各章节实际操作能力。在编写内容上，尽量贴近检验检疫动态，尤其是结合 2013 年《中华人民共和国进出口商品检验法实施条例》的有关修改情况，在正文中做相应的提示。同时，教材还附有与报检相关的法律法规、报检中常用的贸易及证单英文名称、与报检业务密切相关的日期等，方便学习。

本书由陈启琛任主编，张洁璇任副主编。参加本书编写的人员为：第一章（陈启琛）、第二章（陈启琛、李孟）、第三章（陈启琛、李孟）、第四章（陈启琛、张洁璇）、第五章（张洁璇）、第六章（陈夏鹏）、第七章（阎蓓蕾），李孟负责各章节课件的制作，由陈启琛负责统稿和审核。

本书参考了本领域众多相关专家的研究成果，在此深表谢意！由于编者水平有限，不足之处在所难免，敬请读者批评指正。

陈启琛

2014 年 9 月

目　录

第1章　进出口商品检验概述

1.1　进出口商品检验的产生和发展 ·· 2

1.2　进出口商品检验的法律地位和作用 ·· 5

1.3　进出口商品检验的内容和程序 ·· 9

1.4　综合应用 ··· 14

第2章　报检单位与报检员

2.1　报检、报检单位和报检员 ·· 18

2.2　报检单位 ··· 19

2.3　报检员 ··· 26

2.4　综合应用 ··· 29

第3章　报检的一般规定

3.1　出入境报检概述 ··· 34

3.2　更改、撤销报检与重新报检 ·· 44

3.3　复验与免检 ··· 45

3.4　出入境检验检疫收费 ··· 48

3.5　综合应用 ··· 50

第4章　出入境集装箱、运输工具、包装物的报检

4.1　出入境集装箱检验检疫的报检 ·· 62

4.2　出入境交通运输工具的报检 ·· 65

4.3　出入境包装物的报检 ··· 69

4.4　综合应用 ··· 76

第5章　原产地证的申请与鉴定业务的报检

5.1　原产地证的申请 ··· 82

5.2　外商投资财产鉴定的报检 ·· 101

5.3　进口商品残损鉴定的报检 ·· 102

  5.4 综合应用 ·· 104

第6章 电子报检与转单

  6.1 电子报检 ·· 108
  6.2 电子转单 ·· 111
  6.3 绿色通道制度 ·· 112
  6.4 综合应用 ·· 114

第7章 签证与放行

  7.1 检验检疫证单的法律效用 ·· 118
  7.2 检验检疫证单的种类 ·· 120
  7.3 检验检疫证单的签发和放行 ·· 125
  7.4 综合应用 ·· 129

附录一：与报检相关的法律法规 ··· 133
附录二：报检中常用的贸易及证单英文名称 ································ 147
附录三：与报检业务密切相关的日期 ··· 155
参考文献 ·· 158

第 1 章

进出口商品检验概述

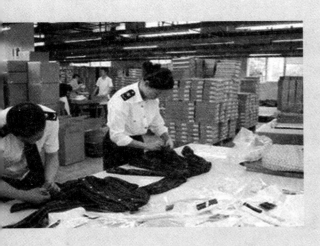

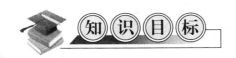

1. 了解我国进出口商品检验的产生与发展。
2. 了解我国进出口商品检验的法律地位和作用。
3. 了解我国进出口商品检验的工作流程。

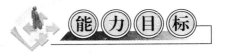

1. 能熟练掌握进出口商品检验的程序。
2. 能熟练掌握入境货物检验检疫的一般工作程序。

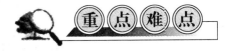

1. 进出口商品检验机构的法律地位。
2. 进出口商品检验的监管程序。

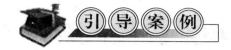

2011年6月，苏州新区A公司向苏州局申报一批价值7618.92美元的塑料玩具，苏州局检务人员在审单时发现该批货物先前已由A公司于2011年6月14日向上海外港海关报关出口，申报时，将商品品名申报为塑料板，HS编码申报为3921909090（非法检目录）。上海外港海关查验时认定，该批商品为智力玩具，HS编码应为9503600000（法检目录）。因该批货物的报关单内容与实际商品不符，且不能提供检验检疫机构出具的《出境货物通关单》，上海外港海关扣留了该批货物，A公司转而向产地苏州局报检。了解此情况后，苏州局即对A公司涉嫌违法行为立案进行调查。根据调查结果，参照《商检法》第33条和《商检法实施条例》第51条规定，苏州局对A公司实施违法货物总值20%的罚款。（选自《中国检验检疫服务网案例》）

请思考：

（1）A公司所经营的玩具出口必须办理哪些手续？

（2）A公司在通关环节上存在哪些违法行为？

（3）检验检疫机构对A公司实施处罚的依据是什么？

1.1 进出口商品检验的产生和发展

1.1.1 进出口商品检验的概念及意义

1. 进出口商品检验的概念

进出口商品检验（Import and Export Commodity Inspection），简称商品检验（Inspection of Goods，Commodity Inspection）、货物检验、商检，是指在国际贸易活动中由商品检验检疫机构对买卖双方成交的商品的质量、数量、重量、包装、安全、卫生等项目进行检验或检疫、鉴定管理并出具证书，证明检验结果是否符合合同规定或与国家有关标准相符的行为。

其概念包括以下三方面内容：

（1）在买卖双方交接货物过程中，商品检验检疫机构对卖方所交货物的品质、数量、包装等进行检验以确定是否符合合同规定或与国家相关标准相符并出具检验证书的行为；

（2）对装运技术条件或货物在装卸运输过程中发生的缺损、短缺进行检验或鉴定，以明确事故的起因和责任的归属；

（3）根据一国的法律或行政法规对某些进出口货物或有关事项进行质量、数量、包装、卫生、安全等方面的强制性检验（Inspection）或检疫（Quarantine）。

2. 进出口商品检验的意义

商品检验是国际贸易发展的产物。在国际贸易中，大多数场合下买卖双方分处两国或两地，不能当面交接货物，而且在长途运输和装卸过程中，又可能因为各种原因而造成货损或短缺。为了便于分清责任，确认事实，保障买卖双方各自的利益，避免争议的产生，往往需要由权威的、公正的商检机构对进出口商品进行检验并出具检验证书以资证明。这种由商检机构出具的检验证书，已成为国际贸易中买卖双方交接货物、结算货款、索赔和理赔的主要依据。

此外，各国法律和《联合国国际货物销售合同公约》都对买方的检验权做了相似的规定：除非合同另有规定，当卖方履行交货义务以后，买方有权对货物进行检验，如果发现货物与合同规定不符，而且确属卖方的责任，买方有权向卖方表示拒收，并有权索赔。

1.1.2 进出口商品检验的产生和发展

1. 进出口商品检验的产生

1864 年，由英商劳合氏的保险代理人上海仁记洋行代办水险和船舶检验、鉴定业务，这是中国第一个办理商检的机构。

1928 年，国民政府工商部颁布了《商品出口检验暂行规则》，规定对生丝、棉麻、茶叶等 8 类商品实施检验。1929 年，工商部又颁布了《商品出口检验局暂行章程》。同年，工商部上海商品检验局成立，这是中国第一家由国家设立的官方商品检验局。之后又在汉口、青岛、天津、广州设立了 4 个商品检验局，并在其他指定管辖地区设立了分支机构和办事处。

 课堂互动

1. 我国历史上第一家办理商品检验的机构是什么？

2. 我国历史上第一部商品检验的法律是哪一年通过的？

3. 新中国成立后第一部商品检验的法律是哪一年通过的？

1932 年，国民政府行政院通过《商品检验法》，这是中国商品检验最早的法律。该法明确规定，"应施检验之商品，非经检验领有证书不得输入输出"，开创了中国对进出口商品实施法定检验的先河。

抗日战争初期，天津、上海、青岛、广州商检局先后因沦陷而停办或撤销，汉口商检局西迁重庆。

1939 年，先后设立重庆商检局和昆明商检局，这是抗战时期国民政府管辖地区仅存的商检局。

抗战胜利后，国民政府恢复了天津、上海、青岛、广州、汉口等 5 个商检局，连同重庆商检局，当时全国共有 6 个商检局，属国民政府经济部领导。

2. 新中国成立后进出口商品检验的发展

中华人民共和国成立后，中央贸易部国外贸易司设立了商品检验处，统一领导全国商检工作，并在改造国民政府遗留下来的商检局的基础上，在各地设立了商品检验局。

1952 年，中央贸易部分为商业部和对外贸易部，在外贸部内设立商品检验总局，统一管理全国的进出口商品检验工作及对外动植物检疫工作。

1953 年，政务院在《商品检验暂行条例》的基础上，制定了《输出输入商品暂行条例》（以下简称《暂行条例》），并于 1954 年 1 月 3 日公布实施。这个《暂行条例》进一步明确了商检局统一办理对外公证鉴定工作的职能，并将国营企业外贸合同规定应经商检的商品列为法定检验的范围，加强了对进出口商品的检验管理。

"文化大革命"期间，正常的工作秩序受到破坏，许多商检机构被削弱甚至撤销。1972 年，针对出口商品质量下降，国外反映强烈的情况，对外贸易部发出了《关于把好出口商品质量关的通知》，要求商检部门坚持合理的规章制度，加强检验和监督管理工作。各地商检机构和广大商检人员克服种种干扰和困难，认真履行对进出口商品质量把关的职责，使进出口商品检验、鉴定工作得以较快恢复。

3. 改革开放以来进出口商品检验的发展

十一届三中全会以来，中国进出口商品检验得到了长足、迅速和全面的发展。

1980 年，国务院做出了关于改革商检管理体制的决定，将外贸部商品检验总局改为中华人民共和国进出口商品检验总局。

1982 年，国务院机构改革，中华人民共和国进出口商品检验总局更名为中华人民共和国国家进出口商品检验局，由外经贸部归口管理。

1989 年 2 月 21 日，七届全国人大常委会六次会议通过并公布了《中华人民共和国进出口商品检验法》。

1992 年，经国务院批准，国家商检局发布施行《中华人民共和国进出口商品检验法实施条例》。

1994 年机构改革，国家进出口商品检验局升格为副部级。

1998 年 3 月，全国人大九届一次会议批准通过的国务院机构改革方案确定，国家进出口商品检验局、国家动植物检疫局和国家卫生检疫局合并，这就是统称的"三检合一"。同年 4 月，组建国家出入境检验检疫局，成为主管全国出入境卫生检疫、动植物检疫和商品检验的行政执法机构，以更好地适应中国对外开放和发展外向型经济的需要，适应日益扩大的国际经济合作和对外贸易的需要。

2001 年 4 月 10 日，为适应我国加入世界贸易组织的需要，国家出入境检验检疫局和国家质量技术监督局合并，组建国家质量监督检验检疫总局，为国务院正部级直属机构。同时成立国家认证认可监督管理委员会和国家标准化管理委员会，分别统一管理全国质量认证、认可和标准化工作。

2002 年 4 月 28 日，根据中华人民共和国主席令第 67 号《关于修改〈中华人民共和国进出口商品检验法〉的决定》，《商检法》第一次修正。

2005 年 8 月 10 日，国务院第 101 次常务会议通过，2005 年 8 月 31 日中华人民共和国国务院令第 447 号公布《商检法实施条例》，自 2005 年 12 月 1 日起施行。

2013 年 6 月 29 日，根据中华人民共和国主席令第 5 号《全国人民代表大会常务委员会关于修改〈中华人民共和国文物保护法〉等十二部法律的决定》，《商检法》第二次修正。

与此同时，为了依法推进行政审批制度改革和政府职能转变，进一步激发市场、社会的创造活力，发挥好地方政府贴近基层的优势，促进和保障政府管理由事前审批更多地转为事中事后监管，2013 年 7 月 18 日，国务院公布了《关于废止和修改部分行政法规的决定》，对有关的行政法规进行了清理，其中，对《中华人民共和国进出口商品检验法实施条例》做出相应的修正。

课堂互动

什么是"三检合一"？新成立的国家出入境检验检疫机构的名称是什么？

1.2 进出口商品检验的法律地位和作用

在国际贸易中，由于进出口商品检验在国家涉外经济贸易中的重要地位，各国为维护国家主权，保证对外贸易的顺利进行，通过制定相关法律法规，确保进出口商品检验的法律地位。

1.2.1 进出口商品检验的法律地位

进出口商品检验工作非常重要,世界各国的法律法规和国际通行做法、有关规则、协定等,都赋予检验检疫机构公认的法律地位,使检验工作受到法律保护,所签发的证件具有法律效力。

1. 国家以法律形式从根本上确定了进出口商品检验的法律地位

由于进出口商品检验在国家涉外经济贸易中的地位十分重要,全国人大常委会先后制定了《中华人民共和国进出口商品检验法》《中华人民共和国进出口商品检验法实施条例》,分别规定了进出口商品检验的目的和任务、责任范围、授权执法机关和管辖权限、检验的执行程序、执法监督和法律责任等重要内容,从根本上确定了进出口商品检验工作的法律地位。

2. 检验检疫机构作为进出口商品检验法律的行政执法机构,确立了它在法律上的执法主体地位

人大常委会通过的上述检验检疫的法律,分别做出明确规定,国务院成立进出口商品检验部门,作为授权执行有关法律和主管各该方面工作的主管机关,确立了它们在法律上的行政执法主体地位。

1998 年国家出入境检验检疫体制改革,实行商检、动植检和卫检机构体制合一后,合并成立的国家检验检疫机构,继承了原来商检、动植检和卫检机构的执法授权,成为四个法律共同的授权执法部门。

鉴于进出口商品检验的涉外性质,必须强调执法的集中统一与一致对外,国务院批准检验检疫部门实行垂直领导体制。进出口商品检验的另一特点是技术性很强,必须通过检测技术手段来实施法律,实行集中统一领导,有利于在建立健全法规体系的同时,加强检测设备和技术队伍的建设,以利通过强化技术检测力量来有效地实施法律。

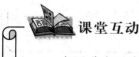 **课堂互动**

我国进出口商品检验领域的基本法律有哪些?

3. 形成相对完整的法律体系,奠定了依法施检的执法基础

在上述进出口商品检验法律及其实施条例或实施细则公布后,各种配套法规、规范性程序文件、检验检测技术标准、检疫对象的消毒、灭菌、除虫等无害化处理规范等,经过具体化和修改补充已基本完整齐备。检验检疫机构经过调整精简,健全内部管理的各项责任制度,也已基本适应了执法需要,对于保证检验检疫的正常开展和有序进行，具有极其重要的意义。

此外，中国进出口商品检验的法律体系，还要适应有关国际条约。迄今为止，中国已加入联合国食品法典委员会（CODEX）和亚太地区植保委员会（APPPC）等多个国际组织，并与世界上多个国家签订了双边检验检疫协定，为中国进出口商品检验与国际法规标准相一致创造了条件。

4. 具有完备的监管程序，保证了法律的有效实施

中国的进出口商品检验法规的实施，在将近百年发展的历史中，借鉴历史传统和国际经验，已形成了一个配套体系完整，监管要素齐备的执法监督体系，保证了法律的有效实施。主要有：

（1）有一个具有强制性的闭环性的监管措施，其中最主要的是货物的进出口要通过海关最后一道监管措施，未经检验检疫并取得有效检验检疫证单就无法通关过境。

（2）在海关把住最后一道关口的前提下，检验检疫部门的强制性报检签证程序，强制性安全卫生检测技术标准，强制性的抽样检查程序也随之发挥监督机制，使有关法律法规能够有效实施。

（3）合同规定凭检验检疫部门检验证书交货结算和对外索赔的，没有证书无法装船结汇和对外索赔，起到了有关法律法规的监督与制约作用。

 小知识

逃避法定检验检疫的法律责任

2013 年修改的《中华人民共和国进出口商品检验法实施条例》第四十六条规定：进出口商品的收货人、发货人、代理报检企业或者出入境快件运营企业、报检人员不如实提供进出口商品的真实情况，取得出入境检验检疫机构的有关证单，或者对法定检验的进出口商品不予报检，逃避进出口商品检验的，将必须经商检机构检验的进口商品未报经检验而擅自销售或者使用的，或者将必须经商检机构检验的出口商品未报经检验合格而擅自出口的，由商检机构没收违法所得，并处货值金额5% 以上20% 以下的罚款。

1.2.2　进出口商品检验的作用

中华人民共和国成立后，党和政府非常重视进出口商品检验工作，在建立了独立自主的检验检疫机构的同时，及时制定了检验检疫法律法规和相关的部门规章。随着中

国改革开放和国家经济的不断发展、对外贸易的不断扩大，进出口商品检验对保证进出口商品的质量，维护对外贸易有关各方的合法权益，促进对外贸易的顺利发展有重要意义。进出口商品检验体现了国家主权和国际管理职能，维护了国家根本经济权益与安全，保证对外贸易的顺利进行和持续发展，维护人体健康。具体来讲，有以下几个方面：

1. 体现国家主权

（1）检验检疫机构作为涉外经济执法机构，根据法律授权，代表国家行使检验检疫职能，对一切进入中国国境和开放口岸的人员、货物、运输工具、旅客行李物品和邮寄包裹等实施强制性检验检疫；

（2）对涉及安全卫生及检疫产品的国外生产企业的安全卫生和检疫条件进行注册登记；

（3）对发现检疫对象或不符合安全卫生条件的商品、物品、包装和运输工具，有权禁止进口，或视情况在进行消毒、灭菌、杀虫或其他排除安全隐患的措施等无害化处理并重验合格后，方准进口；

（4）对于应经检验检疫机构实施注册登记的向中国输出有关产品的外国生产加工企业，必须取得注册登记证书，其产品方准进口。

上述这些强制性制度，是国家主权的具体体现。

2. 体现国家管理职能

（1）检验检疫机构作为进出口商品检验的执法机构，根据法律授权，对列入应实施出口检验对象和范围的货物、危险品包装和装运易腐易变的食品、冷冻品的船舱、集装箱等，按照中国的、进口国的或与中国签有双边检疫议定书的外国的或国际性的技术法规的规定，实施必要的检验；

（2）经检验发现检验对象或产品质量与安全卫生条件不合格的商品，有权阻止出境；不符合安全条件的危险品包装容器，不准装运危险货物；

（3）不符合卫生条件或冷冻要求的船舱和集装箱，不准装载易腐易变的粮油食品或冷冻品；

（4）对未取得安全、卫生、检疫注册登记的涉及安全卫生的产品的生产厂、危险品包装加工厂和肉类食品加工厂，不得生产加工上述产品。

上述这些对出境货物、包装和运输工具的检验检疫和注册登记与监督管理，都具有相当的强制性，是国家监督管理职能的具体体现。

3. 保证中国对外贸易顺利进行和持续发展的需要

（1）对进出口商品的检验检疫和监督认证是为了满足进口国的各种规定要求。

（2）突破国外贸易技术壁垒和建立国家技术保护屏障的重要手段。

（3）促进中国产品质量的提高及增强其在国际市场上的竞争能力，以利扩大出口。

（4）保障国内生产安全与人民身体健康，维护国家对外贸易的合法权益。

（5）为出口商品交货、结算、计费、计税和进口商品处理质量与残短索赔问题提供有效凭证。

　　综上所述，进出口商品检验检对保证国民经济的发展，消除国际贸易中的技术壁垒，维护国家权益和消费者的利益等，都有非常重要的作用。随着改革开放的不断深入和对外贸易的不断发展，特别是中国加入世界贸易组织，中国进出口商品的检验将继续发挥其不可替代的越来越重要的作用。

 课堂互动

如何理解进出口商品检验在我国经济发展中的作用？

1.3　进出口商品检验的内容和程序

　　进出口商品检验的主要业务，一般包括检验的内容和依据、检验的程序、检验的标准和方法、检验的时间和地点、检验权和复验权、检验机构和检验证书等。

1.3.1　进出口商品检验的内容

　　进出口商品种类繁多，国家规定对进出口商品实施检验，只是对一定范围的商品而言，并不是指所有的进出口商品。对列入法定检验或者强制检验的进出口商品，曰国家有关部门按照国家技术法规的要求进行检验。对属于商业性委托检验则主要由当事人自己约定，并以买卖合同（包括信用证）中有关条款规定为准。

1. 进出口商品检验的内容

　　出入境检验检疫机构对进出口商品检验鉴定的具体内容，根据商品的不同特性，法律、法规规定的不同内容，或根据对外贸易合同的具体规定，有关技术标准的规定，以及根据申请委托人的意愿的不同而有所不同。具体来讲，可包括以下内容：

　　（1）进出口商品的质量检验；

　　（2）数量和重量检验；

　　（3）包装检验；

　　（4）出口商品装运技术检验；

　　（5）货载衡量鉴定；

　　（6）进出口商品残损鉴定产地证业务。

2. 进出口商品检验的标准和方法

（1）检验标准

根据《商检法》和《商检法实施条例》的规定，出入境检验检疫机构依据下列标准实施检验：

第一，法律行政法规规定有强制性标准或者其他必须执行的标准的，按照法律行政法规规定的检验标准检验；

第二，法律行政法规未规定有强制性标准或者其他必须执行的检验标准的，按照对外贸易合同约定的检验标准检验；

第三，凭样成交的，应按照样品检验；

第四，法律行政法规规定的强制性标准或者其他必须执行的检验标准，低于外贸合同约定的检验标准的，按照对外贸易合同约定的检验标准检验；

第五，法律行政法规未规定有强制性标准或者其他必须执行的检验标准，对外贸易合同又未约定检验标准或者约定检验标准不明确的，按照生产国标准、有关国际标准或者国家检验检疫局指定的标准检验。

此外，外商提供的品质证明书、使用说明书、产品图纸等技术资料也是进口商品品质检验的依据；提单（运单）、国外发票、装箱单、重量明细单也是进口商品重、数量检验的依据；理货残损单、溢短单、商务记录是进口商品验残出证的依据。

（2）检验方法

检验方法是指对进出口商品的质量、规格、数量、重量、包装以及是否符合安全、卫生等实施检验的做法。实际操作中主要有：感官检验、化学检验、物理检验、微生物学检验等。由于检验方法不同，检验结果也可能不一致，因此，为了避免争议的发生，最好在合同检验条款中订明检验的方法。

1.3.2 进出口商品检验的程序

我国进出口商品检验的工作流程一般包括四个环节：

1. 报检

报检是指对外贸易关系人向商检机构报请检验。首先，报验时需填写"报检申请单"，填明申请检验、鉴定工作项目和要求；其次，提交相应的单证，如外贸合同、境外发票、提单（海运提单、空运提单、国际铁路联运运单等）、装箱单、磅码单、许可证、输出国家或地区政府出具的检疫证书及熏蒸证书等；此外，报检人在报检时应按规定缴纳检验费。

2. 检验和鉴定

在检验检疫和鉴定环节，报检人应事先约定抽样、检验检疫和鉴定的时间，并须预留足够的取采样、检验和鉴定的时间，同时须提供进行采样、检验和鉴定等必要的工作条件。检验和鉴定环节主要包括以下工作：

（1）抽样

凡需检验并出具结果的进出口货物，一般需检验检疫人员到现场抽取样品。所抽取的样品必须具有代表性、准确性和科学性。抽取后的样品应及时封识送检，以免发生意外并及时填写现场记录。

（2）制样

凡抽取样品需经过加工方能进行检验的，需要制样。制样一般在检验检疫机构的实验室内进行，无条件的可在社会认可的实验室制样。

（3）检验

商检机构接受报验之后，认真研究申报的检验项目，确定检验内容，仔细审核合同（信用证）对品质、规格、包装的规定，弄清检验的依据，确定检验标准、方法，然后进行抽样检验、仪器分析检验、物理检验、感官检验、微生物检验等。

（4）鉴定业务

除国家法律、行政法规规定必须经检验检疫机构检验检疫的对象外，检验检疫机构可根据对外贸易关系人、国外机构的委托，执法司法仲裁机构的委托或指定等，对进出口货物进行检验或鉴定，并签发有关证书，作为办理进出境货物交接、计费、通关、计纳税、索赔、仲裁等的有关凭证。

3. 检验收费

检验收费是进出境关系人向出入境检验检疫机构缴清全部检验检疫费用，如检验检疫费、签证费、鉴定业务费、检疫处理费等。缴费期为检验检疫机构开具收费通知单之日起20日内；逾期未缴的，自第21日起，每日加收未缴纳部分0.5%的滞纳金。

4. 签证、放行

签证、放行是检验工作的最后一个环节。

（1）签证

出入境检验检疫机构根据我国法律规定，按照国际贸易各方签订的合同规定或政府有关法规以及国际贸易惯例、条约的规定从事检验检疫，并签发证书，如出境货物通关单，作为海关核放货物的依据。

（2）通关与放行

通关与放行是检验检疫机构对列入法定检验检疫的进出口货物出具规定的证件，表示准予进出境并由海关监管验放的一种行政执法行为。凡列入《出入境检验检疫机构实施检验检疫的进出境商品目录》的进出境商品，必须经出入境检验检疫机构实施检验检疫，海关凭出入境检验检疫机构签发的入境货物通关单或出境货物通关单验放。

除上述有关进出口货物检验外，根据《中华人民共和国进出境动植物检验检疫法》及其实施条例、《中华人民共和国国境卫生检疫法》及其实施细则、《中华人民共和国食品卫生法》，以及其他有关法律法规的规定，我国出入境检验检疫还包括对出入境人

员、运输工具、集装箱及其他法定检验检疫物（统称法定检验检疫对象）实施检验、检疫、鉴定等检验检疫业务（即法定检验检疫，又称强制性检验检疫），以保护国家整体利益和社会效益。（见图1-1、图1-2）

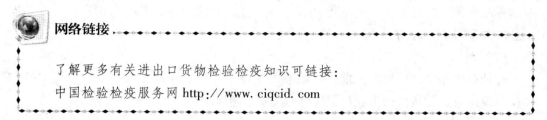

网络链接

了解更多有关进出口货物检验检疫知识可链接：
中国检验检疫服务网 http://www.ciqcid.com

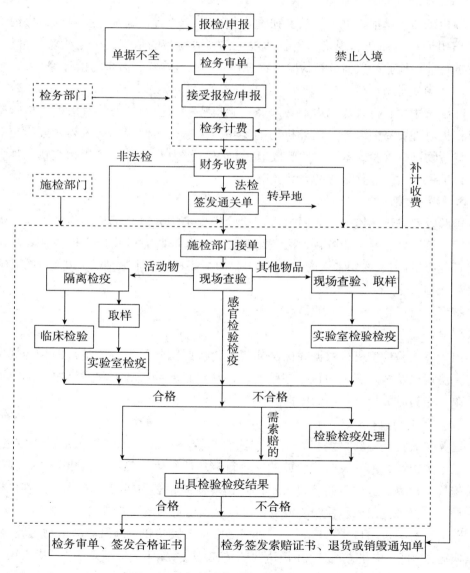

图1-1　入境货物检验检疫流程图

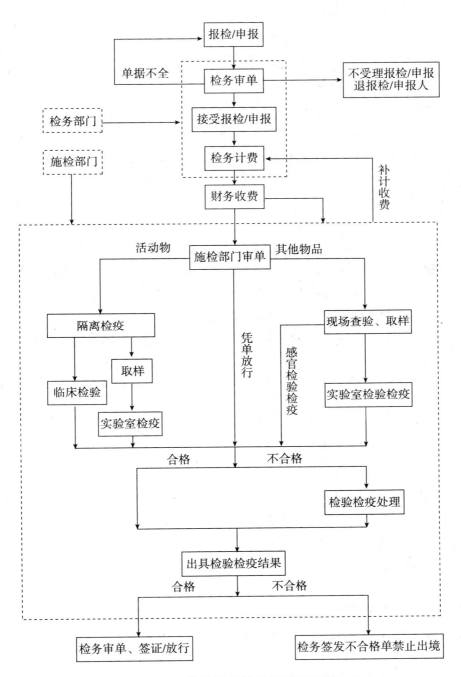

图 1－2　出境货物检验检疫流程图

1.4 综合应用

一、判断题

1. 中国进出口商品检验产生于 20 世纪中期。（   ）

2. 国家以行政许可的形式从根本上确定了中国进出口商品检验的法律地位。（   ）

3. 进出口商品检验对维护国家和人民权益、维护国民经济发展、突破国际贸易技术壁垒都有非常重要的作用。（   ）

4. 国家认证认可监督管理委员会统一管理全国标准化工作。（   ）

5. 我国检验检疫部门实行垂直的领导体制。（   ）

6. 强制性的闭环性的监管措施主要指货物的进出口和出入境都要通过海关最后一道监管措施，未经检验检疫并取得有效检验检疫证单就无法通关过境；人员的出入境则由边防机构的监管把关，保证检疫程序的有效实施。（   ）

7. 出境货物，经检验检疫合格的，检验检疫机构签发"出境货物通关单"，作为海关核放货物的依据。（   ）

8. 进出口商品检验的工作流程包括：报检/申报、计/收费、抽样/采样、检验检疫、卫生除害处理、签证放行。（   ）

二、单选题

1. 中国商品检验最早的法律是（   ）。

A.《国境卫生检疫法》   B.《动植物检疫法》

C.《卫生检疫法》   D.《商品检验法》

2. 国家对涉及人类健康、动植物生命和健康，以及环境保护和公共安全的入境产品实行（   ）制度。

A. 技术性贸易壁垒   B. 强制性认证

C. 注册登记   D. 监督管理

3. 出入境检验检疫机构是主管出入境卫生检疫、动植物检疫、商品检验、鉴定、认证和监督管理的（   ）机构。

A. 行政管理   B. 协调   C. 行政执法   D. 仲裁

4. 我国现行的通关模式是（   ）。

A. 先报检，后报关   B. 先报关，后报检

C. 报检报关同步   D. 都不是

5. 国家质检总局成立于（   ）。

A. 2001 年 4 月 10 日   B. 1998 年 8 月 10 日

C. 1999 年 3 月 10 日　　　　　　　　D. 1988 年 5 月 4 日

6. 法定检验检疫是指（　　　）。

A. 依据国家法律法规对法定检验检疫对象实施的检验检疫业务

B. 检验检疫机构对入境动植物实施的强制性检验检疫

C. 商检部门实施的对进出口商品的检验

D. 海关对出入境货物实行的监管

7. 入境货物检验检疫的一般工作程序是（　　　）。

A. 报检后先放行通关，再进行检验检疫

B. 报检后先检验检疫，再放行通关

C. 首先向卸货口岸检验检疫机构报检

D. 在到达站先进行卫生除害处理

8. 经检验检疫合格的入境货物，检验检疫机构签发（　　　）。

A. 入境货物通关单　　　　　　　　B. 检验检疫证书

C. 入境货物检验检疫证明　　　　　D. 检验检疫处理通知单

9. 法定检验检疫的入境货物，海关凭检验检疫机构签发的（　　　）验放。

A. 入境货物检验检疫证明　　　　　B. 入境货物调离通知单

C. 入境货物通关单　　　　　　　　D. 品质证书

10. 为适应我国加入世贸组织的需要，根据党中央、国务院的决定，将原（　　　）和（　　　）于 2001 年 4 月 10 日组建成立了国家质量监督检验检疫总局。

A. 国家进出口商品检验局和国家动植物检疫局

B. 国家动植物检疫局和国家卫生检疫局

C. 国家出入境检验检疫局和国家质量技术监督局

D. 国家进出口商品检验局和国家卫生检疫局

三、多选题

1. 1998 年 3 月，全国人大九届一次会议批准通过的国务院机构改革方案确定，（　　　），合并组建国家出入境检验检疫局，即"三检合一"。

A. 国家进出口商品检验局　　　　　B. 国家动植物检疫局

C. 国家卫生检疫局　　　　　　　　D. 国家技术监督局

2. 出入境检验检疫的对象包括（　　　）。

A. 出入境货物　　B. 交通运输工具　　C. 人员　　　　　D. 口岸卫生

3. 出入境检验检疫机构是执行（　　　）的行政执法机构。

A. 《中华人民共和国食品安全法》

B. 《中华人民共和国进出口商品检验法》

C. 《中华人民共和国进出境动植物检疫法》

D. 《中华人民共和国国境卫生检疫法》

4. 出入境检验检疫机构对必须检验检疫的出入境货物实施的检验检疫属于（　　）。

A. 行政性检验检疫　　　　　　　　B. 强制性检验检疫

C. 必要性检验检疫　　　　　　　　D. 法定检验检疫

5. 检验检疫的作用体现在（　　）。

A. 是国家主权和国家管理职能的体现

B. 是保证中国对外贸易顺利进行和持续发展的保障

C. 对保护农林牧渔业生产安全，促进农畜产品的对外贸易和保护人体健康具有重要意义

D. 是保护人民健康的重要屏障

四、案例分析

某年 6 月，某合作社通过外贸公司进口某国汽车工业公司生产的 FE211EzL 型 2.5 吨级冷冻车 90 辆，保温车 100 辆，总值 196 万美元。货到后经口岸商检局初检时，车厢内外完好无损。4 个月后，收货单位陆续发现，大部分车厢内壁均发生腐蚀，经当地商检机构检验，发现每辆车的车厢内壁都已出现鼓泡、穿孔、渗液、破溃等腐蚀现象，车厢内的气体异常难闻。检验检疫机构分别出具了整批车的外观、化学、物理检验证书 6 份，为保证人民身体健康和有利于对外索赔，决定立即停止销售这批车辆。

经过激烈反复的谈判，售方最终在索赔协议上签了字，同意赔偿某合作社 132 万元人民币。

请回答：

1. 合作社为什么能够成功地向售货方索赔？

2. 我国商检部门在这笔进口索赔中发挥了什么重要作用？

第 **2** 章

报检单位与报检员

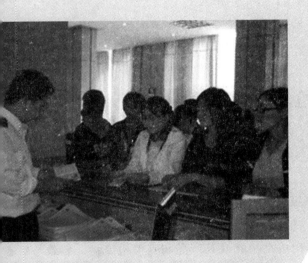

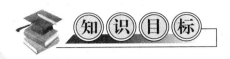

知识目标

1. 了解自理报检单位管理的基本内容、要求及权利和义务。

2. 了解代理报检单位管理的基本内容、要求及权利和义务。

3. 了解报检人员管理的基本内容及要求。

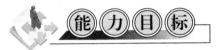

能力目标

1. 能正确办理自理报检单位的备案登记。

2. 能接受企业委托正确代理报检业务。

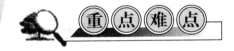

重点难点

1. 代理报检单位的权利、义务和责任。

2. 报检人员的权利、义务。

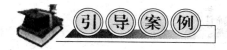

　　旭升公司成立于2015年2月，是一家致力于专业生产各类休闲食品并经备案获得经营进出口业务的科技型企业，注册资金100万。公司注重创新，产品以安全、绿色、环保为出发点，自主研制的肉类休闲食品系列18个品种，深受国内客商的喜爱，在此基础上，公司开始谋划拓展国际市场。前不久，公司与一家美国企业通过网上磋商，达成一笔食品出口业务，合同规定由商检机构出具检验证书。6月4日，旭升公司出口部黄经理安排刚刚通过全国报检水平测试并获得合格证书的报检员小黄到检验检疫机构办理出口美国食品的报检手续。

请思考：

（1）旭升公司有无资格报检？

（2）进出口单位首次办理报检业务前，须向检验检疫机构办理哪些手续？

2.1　报检、报检单位和报检员

2.1.1　报检的含义

　　报检是指报检人依法向检验检疫机构申报检验检疫，办理相关手续、启动检验检疫流程的行为。

　　凡是法定须进行检验检疫的进出口、进出境动植物及其产品和其他检疫物、装载动植物及其产品和其他检疫物的装载容器和包装物、来自动植物疫区的运输工具、出入境人员、交通工具、运输设备以及可能传播检疫传染病的行李、货物、邮包等都须向检验检疫机构报检。

2.1.2　报检的目的

　　根据《商检法》第4条规定，报检的目的是为了保护人类健康和安全，保护动物或植物的生命和健康，保护环境，防止欺诈行为，维护国家安全，促进对外经济贸易的发展，服务国家经济建设。

国家商检部门负责制定、调整必须实施检验的进出口商品目录（以下简称目录）并公布实施。对列入目录的进口商品未经检验的，不准销售、使用；对列入目录的出口商品未经检验合格的，不准出口。

2.1.3 报检单位和报检员

报检工作是由报检单位的报检员来负责的，报检单位是发生报检行为的主体，按其登记的性质，可分为自理报检单位和代理报检单位两种类型。

1. 报检行为主体

（1）自理报检单位

自理报检单位是指根据我国法律法规规定办理出入境检验检疫报检/申报，或委托代理报检单位办理出入境检验检疫报检/申报手续的出入境货物或其他报检物的收发货人、进出口货物的生产加工、储存和经营单位等，在首次报检时须办理备案登记手续，取得报检单位代码后，方可办理相关检验检疫报检/申报手续。

（2）代理报检单位

代理报检单位是指依法接受有关关系人委托，为有关关系人办理报检/申报业务，在工商行政管理部门注册登记的境内企业法人。

2. 报检人和报检员

（1）报检人是对从事出入境检验检疫报检/申报程序和手续并承担相应义务和法律责任的报检单位和报检人员的统称。

（2）报检员是指经中国出入境检验检疫协会统一考试合格后取得报检水平测试合格证书，在检验检疫机构备案，负责所在单位出入境检验检疫报检业务的人员。报检员必须服务于某一个报检单位而不能独立其外。

 课堂互动

报检员和报检人有何区别？

2.2 报 检 单 位

2.2.1 自理报检单位

1. 自理报检单位范围

（1）有进出口经营权的国内企业，如进口货物的收货人或其代理人、中外合资、

中外合作、外商独资企业等；

（2）无进出口经营权的国内企业，出口货物的生产企业，加工、存储、运输单位，进出境动物隔离饲养和植物繁殖生产单位等；

（3）事业单位，如科研单位。

2. 自理报检单位备案登记

（1）备案登记的申请与审核

凡符合自理报检条件的单位，首次办理报检业务时，须持有关证件向当地检验检疫机构申请办理备案登记手续。领取并填写登记申请表，并交验相关证明文件。

小知识

自理报检单位办理备案登记的申请应提交的资料

1. 加盖企业公章的《企业法人营业执照》复印件，同时交验原件；

2. 加盖企业公章的组织机构代码证复印件，同时交验原件；

3. 有进出口经营权的企业须提供有关证明材料；

4. 申请人需要向检验检疫机构提供的其他有关证明材料；

5. 检验检疫机构要求的其他相关材料。

（2）备案登记

报检单位持自理报检单位备案登记表，并交付所需证明性文件，经检验检疫机构审查合格，给予办理备案登记。办理备案登记时，须带单位公章或公章印模以领取自理报检单位备案登记证明书。

3. 自理报检单位信息变更

自理报检单位备案登记的信息有变动的，应及时更改，以确保其备案登记信息的准确性。自理报检单位的名称、注册地址、企业性质、法定代表人、报检员、营业场所、注册资金、电话号码、传真号码、电子信箱、联系人、邮政编码等内容更改的，检验检疫机构根据自理报检单位提出的更改申请及时办理信息变更手续。自理报检单位名称、地址、法定代表人更改的，重新颁发自理报检单位备案登记证明书。

4. 自理报检单位的权利与义务

（1）权利

自理报检单位享有以下的权利：

第一，依法报检权利。根据检验检疫有关法规规定，依法办理出入境货物、人员、运输工具、动植物及其产品等的报检申报手续。

第二，维护自身权益权利。在按有关规定办理报检，并提供抽样、检验检疫的各种条件后，有权要求检验检疫机构在规定的检验检疫期限内完成检验检疫工作，并出具证明文件，如因检验检疫人员玩忽职守造成货物超过索赔期而丧失索赔权的或耽误装船结汇的，报检人有权追究当事人责任。

第三，申请复验权利。报检单位对检验检疫机构的检验检疫结果有异议的，有权在规定的期限内向原检验检疫机构或其上级检验检疫机构以至国家检验检疫部门申请复验。

第四，要求保密权利。报检单位在保密情况下提供有关商业单据时，有权要求检验检疫机关予以保密。

第五，控告、检举权利。自理报检单位有权对检验检疫机构及其工作人员的违法、违纪行为进行控告、检举。

（2）义务

自理报检单位承担以下的义务：

第一，守法义务。遵守国家有关法律、法规和检验检疫规章，对所报检货物的质量负责。

第二，规范报检义务。提供正确、齐全、合法、有效的单证，完整、准确、清楚地填制报检单，并按规定时间和地点向检验检疫机构办理报检手续。

第三，提供必要工作条件义务。应提供进行抽样和检验检疫、鉴定等必要的工作条件。

第四，加强商品管理义务。对检验检疫合格放行的出口商品，应加强批次管理，不得错发错运、漏发，致使货证不符，对入境的法检货物，不合格的或未经许可的，不得销售、使用或拆卸、运递。

第五，缴纳费用义务。申请检验检疫、鉴定工作时，应按规定缴纳检验检疫费。

第六，管理报检员义务。应按规定要求，严格选用报检员，凭报检员证办理报检手续，并对报检员的报检行为承担法律责任。

2.2.2　代理报检单位

1. 代理报检单位的权利、义务和责任

（1）权利

代理报检单位办理代理报检业务时享有以下权利：

第一，依法报检权利。代理报检单位有权在批准的代理报检区域内由其报检员向检验检疫机构办理代理报检业务，但不得出借名义供他人办理代理报检业务。

小知识

宁波口岸报检新政惠及近两百家代理报检企业

2014年4月1日起，宁波口岸出境货物口岸查验无纸化报检全面实施。这也意味着报检员只需要手机短信申报，无须再将纸质凭条递交至窗口，窗口工作人员会根据电子信息完成通关。

随着这一政策的实施，宁波口岸近200家开展代理报检的企业都将会享受到这一优惠政策带来的红利。以每批节省交通和纸张费月20元计，全年可为相关企业节省费用约400万元。同时，业务的便利化还为企业节省了人力资源。

第二，接受委托报检权利。除另有规定外，代理报检单位有权代理委托人委托的出入境检验检疫报检业务。

第三，在指定地点报检权利。进口货物的收货人可以在报关地或收货地委托代理报检单位报检，出口货物发货人可以在产地或报关地委托代理报检单位报检。

第四，维护自身权益权利。按有关规定代理报检，并提供抽样、检验检疫的各种条件后，有权要求检验检疫机构在国家质检总局统一规定的检验检疫期限内完成检验检疫工作，并出具证明文件。如因检验检疫工作人员玩忽职守，造成损失或入境货物超过索赔期而丧失索赔权、出境货物耽误装船结汇的，有权追究当事人责任。

课堂互动

上海某代理报检公司为长沙一合资企业代理一批从法国进口设备的报检业务，该代理公司利用电子报检企业端软件进行了远程电子预录入，问该做法是否妥当？为什么？

第五，申请复验权利。代理报检单位对检验检疫机构的检验检疫结果有异议的，有权在规定的期限内向原检验检疫机构或其上级检验检疫机构以至国家质检总局申请复验。

第六，要求保密权利。代理报检单位在保密情况下提供有关商业及运输单据时，有权要求检验检疫机构及其工作人员予以保密。

第七，控告检举权利。代理报检单位有权对检验检疫机构及其工作人员的违法、违纪行为进行控告、检举。

（2）义务

代理报检单位必须承担以下义务：

第一，守法义务。代理报检单位必须遵守有关检验检疫法律法规，对报检内容及文件资料的真实性、合法性负责，并承担有关法律责任。

第二，提交委托书义务。代理报检单位从事代理报检业务时，必须持有委托人的报检委托书。报检委托书应当载明委托人的名称、地址、法定代表人姓名（签字）、机构性质及经营范围；代理报检单位的名称、地址、代理事项，以及双方责任、权利和代理期限等内容，并加盖委托方的公章。

第三，规范报检义务。代理报检单位应按规定的期限、地点办理报检手续，填制报检申请单，提供必要的单证。

第四，协助检验检疫机构义务。代理报检单位应负责与委托人联系，协助检验检疫机构落实检验检疫时间、地点，并提供必要的工作条件，对检验检疫合格的要及时领取相关单证和通关证明。

第五，加强报检员管理义务。代理报检单位应严格聘用报检员，加强管理，规范行为，对其报检行为承担法律责任。

（3）责任

第一，保密责任。代理报检单位对实施代理报检过程中所知悉的商业秘密负有保密的责任。

第二，缴费责任。代理报检单位应按规定代委托人缴纳检验检疫费，在向委托人收取相关费用时应如实列明检验检疫机构收取的检验检疫费，并向委托人出示检验检疫机构出具的收费票据，不得借检验检疫机构名义向委托人收取额外费用。

第三，提供真实资料责任。有伪造、变造、买卖或者盗窃出入境检验检疫证单、印章、标志、封识和质量认证标志行为的，应按检验检疫相关法律法规的规定予以行政处罚；情节严重，涉嫌构成犯罪的，移交司法部门对直接责任人依法追究刑事责任。

第四，解决纠纷责任。代理报检单位因违反规定被检验检疫机构暂停或取消其代理报检资格所发生的与委托人等关系人之间的财经纠纷，由代理报检单位自行解决或通过法律途径解决。

第五，违规追究责任。代理报检单位及其报检员在从事报检业务中有违反代理报检规定的，由出入境检验检疫机构视情况给予通报批评、警告、暂停或者取消其代理报检资格；违反有关法律法规的，按有关法律法规的规定处理；违反刑法的，由司法部门按照刑法的有关规定追究刑事责任。

 小知识

2013 年新修订的《商检法实施条例》

第五十六条 代理报检企业、出入境快件运营企业违反国家有关规定，扰乱报检秩序的，由出入境检验检疫机构责令改正，没收违法所得，可以处 10 万元以下罚款，国家质检总局或者出入境检验检疫机构可以暂停其 6 个月以内代理报检业务。（原《实施条例》第五十八条）

2. 信息变更

（1）代理报检单位信息发生变更的，应当在变更之日起 15 日内办理信息更改手续。

（2）代理报检单位名称、注册地址、企业性质、法定代表人、报检员、营业场所、注册资金、电话号码、传真号码、电子信箱、联系人、邮政编码等内容更改的，由所在地直属检验检疫局受理并审核，对审核合格的及时给予更改，并颁发新证。

（3）代理报检单位更改信息后，条件不能满足代理报检单位资质要求的，代理报检单位应及时补充有关材料，补充有关材料后仍不能满足要求的，由直属检验检疫局报经国家质检总局批准后，取消其代理报检资格。

 小知识

代理报检单位与被代理人之间的关系

1. 代理报检单位与被代理人（委托人）之间的关系适用于《中华人民共和国民法通则》的有关规定，并须共同遵守出入境检验检疫法律法规；

2. 代理单位的代理报检业务，不免除被代理人或其他人根据合同或法律所承担的产品质量责任和其他责任；

3. 代理报检单位因违反规定被出入境检验检疫机构暂停或取消其代理报检资格所发生的与委托人等关系人之间的财经纠纷，由代理报检单位自行负责。

3. 代理报检单位的年度审核

（1）年度审核制度

检验检疫机构对代理报检单位实行年度审核制度。代理报检单位应在每年 3 月 31 日前向所在地检验检疫机构申请年度审核，并提交《代理报检单位年审报告书》、出入境检验检疫代理报检单位注册登记证书复印件（同时交验正本）、工商营业执照复印件（同时交验正本），以及检验检疫机构要求提供的其他材料。

（2）审查内容

直属检验检疫局对年审材料的真实性及实质性内容进行包括现场核查、实地检查、座谈会、发放调查表等多种形式的审查，审查内容包括注册资金、报检员人数、经营场所及办理检验检疫代理业务所需的条件，年度代理报检业务及报检差错情况，遵守代理报检单位管理规定情况，遵守检验检疫法律法规情况，有关委托人的反映等。

（3）审查结果

对于审核合格的，检验检疫局签发《代理报检单位年审合格通知书》。对于审核不合格的，报经国家质检总局批准同意后，取消其代理报检资格。对于有违反检验检疫法律法规情况的，按相关法律法规的规定处理。未参加年审也未经直属检验检疫局同意延迟参加年审的单位，暂停其代理报检资格。

附件1

代理报检委托书

编号：

＿＿＿＿＿＿＿出入境检验检疫局：

本委托人（备案号/组织机构代码＿＿＿＿＿＿）保证遵守国家有关检验检疫法律、法规的规定，保证所提供的委托报检事项真实、单货相符。否则，愿承担相关法律责任。具体委托情况如下：

本委托人将于＿＿＿＿年＿＿＿＿月间进口/出口如下货物：

品名		HS 编码	
数（重）量		包装情况	
信用证/合同号		许可文件号	
进口货物收货单位及地址		进口货物提/运单号	
其他特殊要求			

特委托＿＿＿＿＿＿＿＿＿＿＿＿＿＿＿＿＿（代理报检注册登记号＿＿＿＿＿＿＿＿＿），代表本委托人办理上述货物的下列出入境检验检疫事宜：

1. 办理报检手续。

2. 代缴纳检验检疫费。

3. 联系和配合检验检疫机构实施检验检疫。

4. 领取检验检疫证单。

5. 其他与报检有关的相关事宜：_____

联系人：_____

联系电话：_____

本委托书有效期至_____年___月___日

委托人（加盖公章）

年 月 日

附件 2

<h3 style="text-align:center">受托人确认声明</h3>

本企业完全接受本委托书。保证履行以下职责：

1. 对委托人提供的货物情况和单证的真实性、完整性进行核实。

2. 根据检验检疫有关法律法规规定办理上述货物的检验检疫事宜。

3. 及时将办结检验检疫手续的有关委托内容的单证、文件移交委托人或其指定的人员。

4. 如实告知委托人检验检疫部门对货物的后续检验检疫及监管要求。

如在委托事项中发生违法或违规行为，愿承担相关法律和行政责任。

联系人：_____

联系电话：_____

受托人（加盖公章）

年 月 日

 网络链接

了解报检企业日常管理可链接：

中国检验检疫电子业务网 www.eciq.cn

2.3 报 检 员

报检员是指通过中国出入境检验协会组织的报检水平测试，取得合格证书，受聘于一个报检单位，负责办理出入境检验检疫报检业务的人员。报检员是联系报检单位与检验检疫机构的桥梁，报检员素质的高低直接影响检验检疫工作的效率和质量。

2.3.1 报检员必备的条件

报检员须经中国出入境检验检疫协会统一考试合格后取得报检水平测试合格证书，作为报检从业人员备案及从事报检工作必须具备的条件。报考人员应具备以下条件：

（1）具有中华人民共和国国籍。

（2）持有效"港澳居民来往内地通行证"的港澳居民和"台湾居民来往大陆通行证"的台湾居民。

（3）年满 18 周岁，具有完全民事行为能力。

（4）具有高中毕业证书或同等及以上学历，包括高中、中专、技校、职高的应届毕业生。

报检水平测试实行网上报名，报检员须在网上提交申请，并经资格确认后，方可参加测试。

 课堂互动

报考报检员资格考试必须具备什么学历条件？

2.3.2 报检员的权利和义务

1. 权利

（1）依法报检权利。对于进境货物，报检员在出入境检验检疫机构规定的时间和地点内办理报检，并提供抽样检验的各种条件后，有权要求检验检疫机构在对外贸易合同约定的索赔期限内检验完毕，并出具证明。如果由于检验检疫工作人员玩忽职守造成损失或货物超过索赔期而丧失索赔权的，报检员有权追究有关当事人的责任。

（2）要求及时施检权利。对于出境货物，报检员在出入境检验检疫机构规定的地点和时间向检验检疫机构办理报检，并提供必要工作条件，交纳检验检疫费后，有权要求在不延误装运的期限内检验完毕，并出具证明。如因检验检疫工作人员玩忽职守而耽误装船结汇，报检人员有权追究当事人的责任。

（3）申请复验权利。报检员对出入境检验检疫机构的检验检疫结果有异议时，有权根据有关法律规定，向原机构或其上级机构申请复验。

（4）撤检权利。报检员如有正当理由需撤销报检时，有权按有关规定办理撤检手续。

（5）要求保密权利。报检员在保密情况下提供有关商业单据和运输单据时，有权要求检验检疫机构及其工作人员给予保密。

（6）监督权利。对出入境检验检疫机构的检验检疫工作人员滥用职权、徇私舞弊、伪造检验检疫结果的，报检员有权依法追究当事人的法律责任。

2. 义务

（1）依法报检义务。报检员负责本企业的进出口货物报检申报事宜。

（2）传达义务。报检员有义务向本企业的领导传达并解释出入境检验检疫有关法律法规、通告及管理办法。

（3）规范报检义务。报检员须依法按规定向出入境检验检疫机构履行登记或报检所必需的程序和手续，做到报检的期限和地点符合出入境检验检疫机构的有关规定，申请证单填写正确、详细，随附证单齐全。

（4）配合施检义务。报检员有义务向出入境检验检疫机构提供进行抽样和检验、检疫、鉴定等必要的工作条件，例如必要的工作场所、辅助劳动力以及交通工具等。配合检验检疫机构为实施检验检疫而进行的现场验/查货、抽/采样及检验检疫处理等事宜；并负责传达和落实检验检疫机构提出的检验检疫监管措施和其他有关要求。

（5）加强货物管理义务。报检员有义务对经检验检疫机构检验检疫合格放行的出口货物加强批次管理，不得错发、漏发致使货证不符。对入境的法检货物，未经检验检疫或未经检验检疫机构的许可，不得销售、使用或拆卸、运递。

（6）缴费义务。报检员申请检验、检疫、鉴定工作时，应按规定缴纳检验检疫费。

（7）提供真实证单义务。报检员必须严格遵守有关法律法规和有关行政法规的规定，不得擅自涂改、伪造或变造检验检疫证/单。

（8）通报义务。对于入境不合格货物，应及时向出入境检验检疫机构通报情况，以便整理材料、证据对外索赔。对于出境货物要搜集对方对货物的反映（尤其是有异议的货物），以便总结经验或及时采取对策，解决纠纷。

2.3.3 报检员的管理

为加强对报检员的管理，规范报检员的报检行为，维护正常的报检工作秩序，国家质检总局根据《中华人民共和国进出口商品检验法》及其实施条例、《中华人民共和国进出境动植物检疫法》及其实施条例、《中华人民共和国国境卫生检疫法》及其实施细则、《中华人民共和国食品卫生法》等法律法规的规定，于2002年10月18日通过《出入境检验检疫报检员管理规定》，对报检员资格、报检员注册、报检员职责、监督管理等作出相应规定。

2003 年，国家质检总局开始实行报检员全国统考，由于连续两年报检员资格考试通过率极低，为提高报检员素质，国家质检总局规定，2005 年 6 月 30 日之前，各地检验检疫机构颁发的现有报检员证书停止使用，没有参加"报检员资格全国统一考试"获得"报检员"证书的人员将不再具有报检资格，不得从事报检业务。

为了依法推进行政审批制度改革，加快转变政府职能，进一步激发市场和社会的创造活力，发挥好地方政府贴近基层的优势，促进政府管理由事前审批更多地转为事中事后监管，2013 年 5 月 31 日，国务院第 10 次常务会议通过了《关于废止和修改部分行政法规的决定》，取消"出入境检验检疫报检员从业注册"许可项目。根据新修改的《进出口商品检验法实施条例》第十二条的规定，进出口商品的收货人或者发货人应当依法向出入境检验检疫机构备案。今后，报检人员在办理报检业务时，将只需向检验检疫机构提供备案号及报检人员身份证明。

 网络链接

了解报检员的管理规定可链接：
中国出入境检验检疫协会网站：http://www.bjy.net.cn

2.4 综 合 应 用

一、判断题

1. 自理报检单位到异地检验机构报检时，无须重新办理备案登记。（　　　）

2. 一个报检员可以同时兼任两个报检单位的报检工作。（　　　）

3. 报检员如有正当理由需撤销报检时，有权按有关规定办理撤检手续。（　　　）

4. 代理报检单位与被代理人之间的法律关系不适用于《中华人民共和国民法通则》的有关规定。（　　　）

5. 对出入境检验检疫机构的检验检疫工作人员滥用职权、徇私舞弊、伪造检验检疫结果的，报检员无权依法提出追究当事人的法律责任。（　　　）

二、单选题

1. 报检单位应在（　　　）检验检疫机构办理备案登记手续。

A. 工商注册地　　　B. 报检地　　　　　C. 报关地　　　　　D. 以上都不是

2. 通过报检水平测试的人员，取得报检水平测试合格证书后，（　　　）内未从事

报检业务的，报检水平测试合格证书自动失效。

　　A. 6 个月　　　　B. 12 个月　　　　C. 2 年　　　　D. 1 年

　　3. 代理报检单位在办理代理报检业务时，应向检验检疫机构交验委托人的授权委托书，并（　　）。

　　A. 加盖代理报检单位公章　　　　B. 加盖双方公章

　　C. 加盖委托人的公章　　　　　　D. 加盖检验检疫机构公章

　　4. 报检员对于出境货物在出入境检验检疫机构规定的地点和时间，向检验检疫机构办理报检，并提供必要工作条件，交纳检验检疫费后，有权要求在（　　）内检验完毕，并出具证明。

　　A. 不延误装运的期限　　　　　　B. 规定的检验检疫期限

　　C. 代理单位要求的期限　　　　　D. 货主要求的期限

　　5. 自理报检单位在首次报检时须先办理（　　）登记手续，取得报检单位代码，方可办理相关检验检疫报检/申报手续。

　　A. 许可　　　　B. 备案　　　　C. 注册　　　　D. 审批

　　6. 报检单位的组织机构、性质、业务范围、名称、法定代表人、法定地址及隶属关系等发生重大改变和变动，应于（　　）日内以书面形式向原报检备案登记的出入境检验检疫机构提出变更申请。

　　A. 15　　　　B. 7　　　　C. 10　　　　D. 30

　　7. 检验检疫机构对代理报检单位实行年度审核制度，要求代理报检单位应在每年（　　）前向所在地的检验检疫机构申请年度审核。

　　A. 3 月 31 日　　　B. 1 月 31 日　　　C. 2 月 28 日　　　D. 4 月 30 日

三、多选题

　　1. 以下属于自理报检单位的是（　　）。

　　A. 中外合资、中外合作企业　　　　B. 外商独资企业

　　C. 国外企业、商社常驻中国代表机构　D. 有进出境交换业务的科研单位

　　2. 自理报检单位（　　）更改的，要重新颁发自理报检单位备案登记证明书。

　　A. 单位名称　　B. 报检人员　　C. 地址　　　　D. 法人代表

　　3. 代理报检单位向所在地的检验检疫机构申请年度审核应提交的材料包括（　　）。

　　A. 代理报检单位年审报告书

　　B. 出入境检验检疫代理报检单位注册登记证书复印件（同时交验正本）

　　C. 工商营业执照复印件（同时交验正本）

　　D. 检验检疫机构要求提供的其他材料

四、案例分析

　　2014 年 8 月 18 号，广东省汕头市胜利贸易有限公司与德国一家西餐厅签了一份出

口合同，需要出口餐具 20000 套，纸箱装，每套 30 美元 CIF 汉堡，总货值 600000 美元，胜利贸易有限公司委托我公司为这批餐具出口办理相关的报关报检相关手续。该货物于 9 月 20 号出境，出境口岸为汕头港，9 月 12 日报检。

请回答：

1. 作为代理报检公司，该公司应向检验检疫机构提交什么具有法律效力的文件？

2. 该公司在代理报检时应承担哪些义务？

第 **3** 章

报检的一般规定

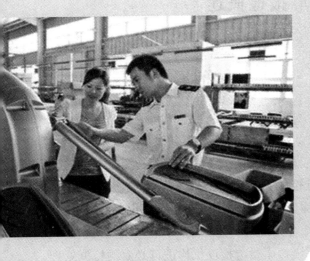

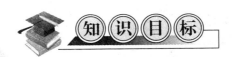

1. 了解出入境报检的类型及出入境报检应提交的资料。
2. 了解出入境货物报检单填制要求。
3. 熟悉更改报检、撤销报检、重新报检的规定及要求。
4. 了解复验的有关要求。
5. 了解申请进出口商品免检的条件。

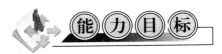

1. 能正确填制出入境货物报检单及办理货物报检手续。
2. 能正确行使复验维护自身合法权益。

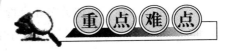

1. 出境货物报检单的填制。
2. 出口商品免检的条件。

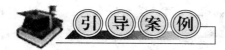

　　湖南某进出口公司与美国客户商谈以 CIF 广州进口一批化妆品，木质包装。美国客户按合同规定时间装运货物，货物准备从广州入境，目的地为长沙（备注：化妆品为法定检验货物）。

请思考：

（1）该公司应向何地检验检疫机构办理货物的进境报检手续？

（2）该公司应向何地检验检疫机构申请检验检疫？

3.1　出入境报检概述

3.1.1　入境报检

1. 入境报检的分类

（1）进境一般报检。进境一般报检是指法定检验检疫入境货物的货主或其代理人，持有关证单向卸货口岸检验检疫机构申请取得入境货物通关单，并对货物进行检验检疫的报检。签发入境货物通关单和对货物的检验检疫都由口岸检验检疫机构完成，货主或其代理人在办理完通关手续后，应主动与货物目的地检验检疫机构联系落实检验检疫工作。

（2）进境流向报检。进境流向报检亦称口岸清关转异地进行检验检疫报检，指法定入境检验检疫货物的收货人或其代理人持有关证单，在卸货口岸向口岸检验检疫机构报检，获取入境货物通关单并通关，由进境口岸检验检疫机构进行必要的检疫处理，货物调往目的地后再由目的地检验检疫机构进行检验检疫监管。申请进境流向报检货物的通关地与目的地属于不同辖区。

 课堂互动

　　厦门一公司从德国进口一批货物，运抵香港后拟经深圳口岸入境并转关至东莞，该公司应向何地检验检疫局办理报检手续？

（3）异地施检报检

异地施检报检是指已在口岸完成进境流向报检，货物到达目的地后，该批进境货物的货主或其代理人在规定时间内，向目的地检验检疫机构申请进行检验检疫的报检。因进境流向报检只在口岸对装运货物的运输工具和外包装进行了必要的检疫处理，并未对整批货物进行检验检疫，只有当检验检疫机构对货物实施了具体的检验检疫，确认其符合有关检验检疫要求及合同、信用证的规定，货主才能获得相应的准许进口货物销售使用的合法凭证，完成进境货物的检验检疫工作。异地施检报检时应提供口岸检验检疫机构签发的入境货物调离通知单。

课堂互动

进境流向报检和异地实施报检有什么不同？

2. 入境报检的地点

（1）审批、许可证等有关政府批文中规定检验检疫地点的，在规定的地点报检；

（2）大宗散装商品、易腐烂变质商品、废旧物品及在卸货时发现包装破损、数/重量短缺的商品，必须在卸货口岸检验检疫机构报检；

（3）需结合安装调试进行检验的成套设备、机电仪器产品以及在口岸开件后难以恢复包装的商品，应在收货人所在地检验检疫机构报检并检验；

（4）其他入境货物，应在入境前或入境时向报关地检验检疫机构报检；

（5）入境的运输工具及人员应在入境前或入境时向入境口岸检验检疫机构申报。

3. 入境报检应提交的资料

（1）应填写入境货物报检单；

（2）提供外贸合同、发票、提（运）单、装箱单等；

（3）按照检验检疫的要求，提供相关其他特殊证单。

4. 入境货物报检单的填制要求

报检单位应加盖报检单位印章，并准确填写本单位在检验检疫机构备案或注册登记的代码。所列各项内容必须完整、准确、清晰、不得涂改。

（1）编号：由检验检疫机构报检受理人员填写。前6位为检验检疫机构代码，第7位为报检类代码，第8、9位为年代码，第10至15位为流水号。实行电子报检后，该编号可在受理电子报检的回执中自动生成。

（2）报检单位：填写报检单位的全称。

（3）报检单位登记号：填写报检单位在检验检疫机构备案或注册登记的代码。

小知识

入境报检的时限

1. 输入微生物、人体组织、生物制品、血液及其制品或种畜、禽及其精液、胚胎、受精卵的，应当在入境前30天报检；

2. 输入其他动物的，应在入境前15天报检；

3. 输入植物、种子、种苗及其他繁殖材料的，应在入境前7天报检；

4. 入境货物需对外索赔出证的，应在索赔有效期前不少于20天内向到货口岸或货物到达地的检验检疫机构报检。

（4）联系人：填写报检人员姓名。电话：填写报检人员的联系电话。

（5）报检日期：检验检疫机构实际受理报检的日期，由检验检疫机构受理报检人员填写。

（6）收货人：填写外贸合同中的收货人，应中英文对照填写。

（7）发货人：填写外贸合同中的发货人。

（8）货物名称（中/外文）：填写本批货物的品名，应与进口合同、发票名称一致，如为废旧货物应注明。

（9）H. S. 编码：填写本批货物的商品编码（8位数或10位数编码）。以当年海关公布的商品税则编码分类为准。

（10）原产国（地区）：填写本批货物生产/加工的国家或地区。

（11）数/重量：填写本批货物的数/重量，应与合同、发票或报关单上所列的货物数/重量一致，并应注明数/重量单位。

（12）货物总值：填写本批货物的总值及币种。应与合同、发票或报关单上所列的货物总值一致。

（13）包装种类及数量：填写本批货物实际运输包装的种类及数量，应注明包装的材质。

（14）运输工具名称号码：填写装运本批货物的运输工具的名称和号码。

（15）合同号：填写对外贸易合同、订单或形式发票的号码。

（16）贸易方式：填写本批货物进口的贸易方式。根据实际情况选填一般贸易、来料加工、进料加工、易货贸易、补偿贸易、边境贸易、无偿援助、外商投资、对外承包工程进出口货物、出口加工区进出境货物、出口加工区进出区货物、退运货物、过境货物、保税区进出境仓储、转口货物、保税区进出区货物、暂时进出口货物、暂时进出口留购货物、展览品、样品、其他非贸易性物品、其他贸易性货物等。

（17）贸易国别（地区）：填写本批进口货物的贸易国别（地区）。

（18）提单/运单号：货物海运提单号或空运单号，有二联提单的应同时填写。

（19）到货日期：填写本批货物到达口岸的日期。

（20）启运国家（地区）：填写装运本批货物的交通工具的启运国家或地区。

（21）许可证/审批号：需办理进境许可证或审批的货物应填写有关许可证号或审批号。

（22）卸毕日期：填写货物在口岸卸毕的实际日期。

（23）启运口岸：填写装运本批货物的交通工具的启运口岸。

（24）入境口岸：填写装运本批货物的交通工具进境时首次停靠的口岸。

（25）索赔有效期至：按外贸合同规定的日期填写，特别要注明截止日期。

（26）经停口岸：填写本批货物启运后，到达目的地前中途曾经停靠的口岸名称。

（27）目的地：填写本批货物预定最后到达的交货地。

（28）集装箱规格、数量及号码：货物若以集装箱运输应填写集装箱规格、数量及号码。

3.1.2　出境报检

1. 出境报检类型

（1）出境一般报检

出境一般报检是指法定检验检疫出境货物的货主或其代理人，持有关证单向产地检验检疫机构申请检验检疫以取得出境放行证明及其他证单的报检。对于出境一般报检的货物，检验检疫合格后，在当地海关报关的，由报关地检验检疫机构签发出境货物通关单，货主或其代理人持出境货物通关单向当地海关报关；在异地海关报关的，由产地检验检疫机构签发出境货物换证凭单或换证凭条，货主或其代理人持出境货物换证凭单或换证凭条向报关地的检验检疫机构申请换发出境货物通关单。

（2）出境换证报检

出境换证报检是指经产地检验检疫机构检验检疫合格的法定检验检疫出境货物的货主或其代理人，持产地检验检疫机构签发的出境货物换证凭单或换证凭条，向报关地检验检疫机构申请换发出境货物通关单的报检。对于出境换证报检的货物，报关地检验检疫机构按照国家质检总局规定的抽查比例进行查验。

表 3 - 1   中华人民共和国出入境检验检疫
入境货物报检单

报检单位（加盖公章）：　　　　　　　　　　　　　　　　　　　　　　编号：_____

报检单位登记号：　　　　　联系人：　　　电话：　　　报检日期：

收货人	（中文）		企业性质（划"√"）		口合资口合作口外资
	（外文）				
发货人	（中文）				
	（外文）				

货物名称	（中/外文）	H.S 编码	原产国（地区）	数/重量	货物总值	包装种类及数量

运输工具名称号码			合同号	
贸易方式		贸易国别（地区）	提单/运单号	
到货日期		启运国家（地区）	许可证/审批号	
卸毕日期		启运口岸	入境口岸	
索赔有效期至		经停口岸	目的地	

集装箱规格、数量及号码	

合同订立的特殊条款 以及其他要求	样本	货物存放地点
		用途

随附单据（划"√"或补填）	标记及号码	外商投资财产 （划"√"）	口是 口否

口合同 口到货通知 口发票 口装箱单 口提/运单 口质保书 口兽医卫生证书 口理货清单 口植物检疫证书 口磅码单 口动物检疫证书 口验收报告 口卫生证书 口 口原产地证 口 口许可/审批文件 口		检验检疫费
		总金额 （人民币元）
		计费人
		收费人

报检人郑重声明： 　1. 本人被授权报检。 　2. 上列填写内容正确属实。 　　　　　　　　　签名：_____	领取证单
	日期
	签名

注：有"＊"号栏由出入境检验检疫机关填写　　◆国家出入境检验检疫局制

课堂互动

　　上海某公司打算向日本出口一批河南生产的大蒜，在天津口岸报关出口，问报检人应向何地检验检疫机构申请检验检疫？向何地检验检疫机构申请办理换证报检手续？报检时应提交产地检验检疫机构签发的哪种证单？

　　（3）出境货物预检报检

　　出境货物预检报检是指货主或者其代理人持有关单证向产地检验检疫机构申请对暂时还不能出口的货物预先实施检验检疫的报检。预检报检的出境货物经检验检疫合格的，检验检疫机构签发出境货物换证凭单；正式出口时，货主或其代理人可在检验检疫有效期内持此单向检验检疫机构申请办理放行手续。申请预检报检的货物须是经常出口且品质较为稳定的、非易腐烂变质、非易燃易爆的商品。

　　2. 出境报检的时间和地点

　　（1）出境货物最迟应在出口报关或装运前 7 天报检，对于个别检验检疫周期较长的货物，应留有相应的检验检疫时间；

　　（2）需隔离检疫的出境动物在出境前 60 天预报，隔离前 7 天报检；

　　（3）法定检验检疫货物，除活动物需由口岸检验检疫机构检验检疫外，原则上实施产地检验检疫。

　课堂互动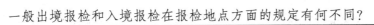

　　一般出境报检和入境报检在报检地点方面的规定有何不同？

　　3. 出境报检应提交的资料

　　（1）填写出境货物报检单；

　　（2）提供外贸合同或销售确认书或订单、信用证、有关函电、生产经营部门出具厂检结果单原件、检验检疫机构签发的出境货物运输包装性能检验结果单（正本）；

　　（3）凭样品成交的，须提供样品；

　　（4）经预检的货物，在向检验检疫机构办理换证放行手续时，应提供该检验检疫机构签发的出境货物换证凭单（正本）；

（5）产地与报关地不一致的出境货物，在向报关地检验检疫机构申请出境货物通关单时，应提交产地检验检疫机构签发的出境货物换证凭单（正本）或换证凭条；

（6）出口危险货物时，必须提供出境货物运输包装性能检验结果单（正本）和出境危险货物运输包装使用鉴定结果单（正本）；

（7）预检报检的，还应提供货物生产企业与出口企业签订的贸易合同，尚无合同的，需在报检单上注明检验检疫的项目和要求；

 小知识

出口商品检验必须具备的条件

1. 外贸经营单位已对外成交、签订对外贸易销售合同，凭信用证结算货款的，已收到国外开来的信用证，明确了装运条件和检验依据；

2. 出口货物已备齐，除散装货、裸装货外，已成箱成件包装完毕，外包装符合出口要求；

3. 除合同、信用证规定的中性包装外，已刷好出口唛头标志；

4. 整批商品堆码整齐，便于检验人员查看包装和标记，进行抽样和现场检验。

（8）按照检验检疫的要求，提供相关其他特殊证单，报检单位应加盖报检单位印章，并准确填写本单位在检验检疫机构备案或注册登记的代码，所列各项内容必须完整、准确、清晰、不得涂改。

4. 出境报检单的填制要求

（1）编号：由检验检疫机构报检受理人员填写。前6位为检验检疫机构代码，第7位为报检类代码，第8、9位为年代码，第10至15位为流水号。实行电子报检后，该编号可在受理电子报检的回执中自动生成。

（2）报检单位：填写报检单位的全称。

（3）报检单位登记号：填写报检单位在检验检疫机构备案或注册登记的代码。

（4）联系人：填写报检人员姓名。电话：填写报检人员的联系电话。

（5）报检日期：检验检疫机构实际受理报检的日期，由检验检疫机构受理报检人员填写。

（6）发货人：根据不同情况填写。预检报检的，可填写生产单位。出口报检的，应填写外贸合同中的卖方或信用证受益人。

（7）收货人：按外贸合同、信用证中所列买方名称填写。

（8）货物名称：按外贸合同、信用证上所列名称及规格填写。

（9）H. S. 编码：填写本批货物的商品编码（8 位数或 10 位数编码）。以当年海关公布的商品税则编码分类为准。

（10）产地：指货物的生产（加工）地，填写省、市、县名。

（11）数/重量：按实际申请检验检疫数/重量填写。重量还应填写毛/净重。

（12）货物总值：填写本批货物的总值及币种，应与外贸合同、发票上所列的货物总值一致。

（13）包装种类及数量：填写本批货物实际运输包装的种类及数量，应注明包装的材质。

（14）运输工具名称号码：填写装运本批货物的运输工具的名称和号码。

（15）合同号：填写对外贸易合同、订单或形式发票的号码。

（16）信用证号：填写本批货物对应的信用证编号。

（17）贸易方式：填写本批货物进口的贸易方式。根据实际情况选填一般贸易、来料加工、进料加工、易货贸易、补偿贸易、边境贸易、无偿援助、外商投资、对外承包工程进出口货物、出口加工区进出境货物、出口加工区进出区货物、退运货物、过境货物、保税区进出境仓储、转口货物、保税区进出区货物、暂时进出口货物、暂时进出口留购货物、展览品、样品、其他非贸易性物品、其他贸易性货物等。

（18）货物存放地点：填写本批货物存放的具体地点、仓库。

（19）发货日期：填写出口装运日期，预检报检可不填。

（20）输往国家和地区：指外贸合同中买方（进口方）所在国家和地区，或合同注明的最终输往国家和地区。

（21）许可证/审批号：对已实施许可/审批制度管理的货物，报检时填写质量许可证编号或审批单编号。

（22）生产单位注册号：指生产、加工本批货物的单位在检验检疫机构注册登记编号，如卫生注册登记号、质量许可证号等。

（23）启运地：填写装运本批货物离境的交通工具的启运口岸/城市地区名称。

（24）到达口岸：指本批货物最终抵达目的地停靠口岸名称。

（25）集装箱规格、数量及号码：货物若以集装箱运输应填写集装箱的规格、数量及号码。

（26）合同订立的特殊条款以及其他要求：填写在外贸合同中特别订立的有关质量、卫生等条款或报检单位对本批货物检验检疫的特别要求。

（27）标记及号码：货物的标记号码，应与合同、发票等有关外贸单据保持一致。

若没有标记号码则填"N/M"。

（28）用途：填写本批货物的用途。根据实际情况选填种用或繁殖、食用、奶用、观赏或演艺、伴侣动物、试验、药用、饲用、其他。

（29）随附单据：按实际向检验检疫机构提供的单据，在对应的"□"上打"√"或补填。

（30）需要证单的名称：根据所需由检验检疫机构出具的证单，在对应的"□"上打"√"或补填。并注明所需证单的正副本数量。

（31）报检人郑重声明：报检人员必须亲笔签名。

详见表3-2。

 小知识

逃避法定检验检疫的法律责任

2013年修改的《中华人民共和国进出口商品检验法实施条例》第四十六条规定：进出口商品的收货人、发货人、代理报检企业或者出入境快件运营企业、报检人员不如实提供进出口商品的真实情况，取得出入境检验检疫机构的有关证单，或者对法定检验的进出口商品不予报检，逃避进出口商品检验的，将必须经商检机构检验的进口商品未报经检验而擅自销售或者使用的，或者将必须经商检机构检验的出口商品未报经检验合格而擅自出口的，由商检机构没收违法所得，并处货值金额百分之五以上百分之二十以下的罚款。

表 3 – 2 中华人民共和国出入境检验检疫
出境货物报检单

报检单位（加盖公章）：   ＊编号：_____

报检单位登记号：   联系人： 电话：   报检日期： 年 月 日

发货人	（中文）					
	（外文）					
收货人	（中文）					
	（外文）					

货物名称（中/外文）	H.S 编码	产地	数/重量	货物总值	包装种类及数量

运输工具名称号码		贸易方式		货物存放地点	
合同号		信用证号		用途	
发货日期		输往国家（地区）		许可证/审批号	
启运地		到达口岸		生产单位注册号	

集装箱规格、数量及号码		样本

合同、信用证订立的检验检疫条款或特殊要求	标记及号码	随附单据（划"√"或补填）	
		□合同	□包装性能结果单
		□信用证	□许可/审批文件
		□发票	□
		□换证凭单	□
		□装箱单	□
		□厂检单	□

需要证单名称（划"√"或补填）		检验检疫费	
□品质证书 一正一副 □重量证书 一正一副 □数量证书 一正一副 □兽医卫生证书 一正一副 □健康证书 一正一副 □卫生证书 一正一副 □动物卫生证书 一正一副	□植物检疫证书 一正一副 □熏蒸/消毒证书 一正一副 □出境货物换证凭单 □ □	总金额 （人民币元）	
		计费人	
		收费人	

报检人郑重声明： 1. 本人被授权报检。 2. 上列填写内容正确属实，货物无伪造或冒用他人的厂名、标志、认证标志，并承担货物质量责任。签名：_____	领取证单	
	日期	
	签名：	

注：有"＊"号栏由出入境检验检疫机关填写 ◆国家出入境检验检疫局制

3.2 更改、撤销报检与重新报检

3.2.1 更改报检

1. 更改报检的两种情况

（1）已报检的出入境货物，检验检疫机构尚未实施检验检疫；

（2）已报检的出入境货物，检验检疫机构虽已实施检验检疫，但尚未出具证单的。

这时报检人由于某种原因需要更改报检信息的，可以向受理报检的机构申请，经审核后按规定进行更改。

2. 更改报检的要求

（1）对检验检疫机构尚未实施检验检疫的，品名更改后与原报检不是同一种商品的，不能更改；

（2）对检验检疫机构已实施检验检疫，但尚未出具相应证单的，凡品名、数（重）量、包装及检验检疫要求等重要项目，更改后与原报检不一致的，或者更改后与输出、输入国家（地区）法律法规的规定不符合的，均不能更改。

3. 办理更改应提供的单据

（1）填写更改申请书，说明更改的理由和更改的事项；

（2）提供有关函电等证明文件，并提交原证单；

（3）变更合同或信用证的，须提供新的合同或信用证。

3.2.2 撤销报检

（1）报检人向检验检疫机构报检后，因故需撤销报检的，可提出申请，并书面说明理由，经检验检疫机构批准后按规定办理撤销手续。

（2）报检后30天内未联系检验检疫事宜的，做自动撤销报检处理。

（3）办理撤销应提供以下单据：填写更改申请书，说明撤销的理由；提供有关证明材料。

3.2.3 重新报检

1. 重新报检的条件

报检人在向检验检疫机构办理报检手续并领取检验检疫证单后，有下列情况之一的，应重新报检：

（1）超过检验检疫有效期限的；

（2）变更输入国家或地区，并有不同检验检疫要求的；

（3）改换包装或重新拼装的；

（4）已撤销报检的。

2. 重新报检的要求

（1）按规定填写出境货物报检单，交附有关函电等证明单据；

（2）交还原发的证书或证单，不能交还的应按有关规定办理。

3.3　复验与免检

3.3.1　复验

1. 复验的含义

报检人对检验检疫机构的检验结果有异议的，可以向做出检验结果的检验检疫机构或者其上级检验检疫机构申请重复的检验，也可以向国家质检总局申请复验；受理复验的检验检疫机构或者国家质检总局负责组织实施复验。

2. 复验的有关规定

（1）检验检疫机构或者国家质检总局对同一检验结果只进行一次复验。

（2）报检人对检验检疫机构、国家质检总局做出的复验结论不服的，可以依法申请行政复议，也可以向人民法院提起行政诉讼。

 小知识

申请复验的报检人条件

1. 申请复验的报检人，应局限于必须经出入境检验检疫机构检验的进出口商品的报检人；

2. 对于其他对外贸易关系人，如出口商品的国外买方和进口商品的卖方，申请复验时，应按委托鉴定业务办理。

3. 复验工作程序

（1）报检人提出复验申请；

（2）检验检疫机构或国家质检总局对申请材料进行审核，符合规定的予以受理；

（3）检验检疫机构或国家质检总局组织实施复验；

（4）实施复验的检验检疫机构或国家质检总局做出复验结论。

4. 复验工作时限

（1）复验申请的时限和条件

报检人申请复验，应当在收到检验检疫机构做出的检验结果之日起 15 日内提出；因不可抗力或者其他正当理由不能申请复验的，申请期限中止。从中止的原因消除之日起，申请期限继续计算。报检人申请复验，应当保证和保持原报检商品的质量、重量、数量符合原检验时的状态，并保留其包装、封识、标志。

（2）复验的审查及受理期限

第一，检验检疫机构或国家质检总局自收到复验申请之日起 15 日内对复验申请进行审查并做出如下处理：复验申请符合有关规定的，予以受理，并向报检人出具复验申请受理通知书；复验申请内容不全或随附证单资料不全的，向报检人出具复验申请材料补正告知书，限期补正，逾期不补正的，视为撤销申请；复验申请不符合有关规定的，不予受理，并出具复验申请不予受理通知书，书面通知申请人并告知理由。

第二，受理复验的检验检疫机构或者国家质检总局应当自收到复验申请之日起 60 日内做出复验结论；技术复杂，不能在规定期限内做出复验结论的，经本机构负责人批准，可以适当延长，但延长期限最多不超过 30 日。

5. 复验申请应提供的单据

（1）申请复验时，报检人应填写复验申请表；

（2）原报检所提供的证单和资料；

（3）原检验检疫机构出具的检验证书或证单。

6. 复验申请的费用

（1）申请复验的报检人应当按照规定缴纳复验费用；

（2）受理复验的检验检疫机构或者国家质检总局的复验结论认定属原检验的检验检疫机构责任的，复验费用由原检验检疫机构负担。

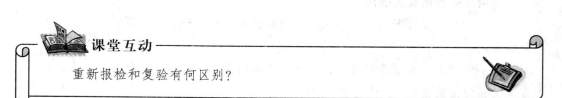

课堂互动

重新报检和复验有何区别？

3.3.2 免检

1. 免检概念

免检是指对列入必须实施检验的进出口商品目录的进出口商品（有规定的除外），由收货人、发货人或者其生产企业提出免去检验的申请，经国家质检总局审核批准可以免去检验的行为。

2. 免检的管理

（1）主管机构

国家质检总局统一管理全国进出口商品的免检工作，负责对申请免检生产企业的考核、审查批准和监督管理。各地的出入境检验检疫机构负责所辖地区的申请免检生产企业的初审和监督管理。

（2）免检证书

对获得批准免检的商品，由国家质检总局向其申请人颁发进出口商品免检审查证书。免检证书有效期为3年，期满要求续延的，免检企业应当在有效期期满3个月前，向国家质检总局提出免检续延申请，经国家质检总局组织复核合格后，重新颁发免检证书。

（3）免检企业的监督管理

在日常的监督管理中，检验检疫机构如发现免检企业的质量管理工作或者产品质量不符合免检要求的，责令该免检企业限期整改，整改期限为3~6个月。对于不再符合免检条件的企业，经国家质检总局批准，可对该免检企业做出注销免检的决定。被注销免检的企业，自收到注销免检决定之日起，不再享受进出口商品免检，3年后方可重新申请免检。

3. 申请进出口商品免检的条件

（1）质量长期稳定，在国际市场上有良好的质量信誉，无属于生产企业责任引起的质量异议、索赔和退货，检验检疫机构检验合格率连续3年达到100%；

（2）有自己的品牌，在相关国家或地区同行业中，产品档次、质量处于领先地位；

（3）生产企业的质量管理体系应当符合ISO9000质量管理体系标准或与申请免检商品特点相当的管理体系标准要求，并获得权威机构认证；

（4）生产企业应当具有一定的检测能力；

（5）生产企业应当符合进出口商品免检审查条件的要求。

 小知识

不予受理免检申请的进出口商品

1. 食品、动植物及其产品；

2. 危险品及危险品包装；

3. 品质波动大或者散装运输的商品；

4. 需出具检验检疫证书或者依据检验检疫证书所列重量、数量、品质等计价结汇的商品。

3.4 出入境检验检疫收费

3.4.1 出入境检验检疫收费的依据

1. 我国法律对检验检疫机构收取检验检疫费有明确规定

《中华人民共和国进出口商品检验法》及其实施条例、《中华人民共和国进出境动植物检疫法》及其实施条例、《中华人民共和国国境卫生检疫法》及其实施细则、《中华人民共和国食品安全法》等法律法规，都对检验检疫机构收取检验检疫费做出了明确规定。

2. 世界贸易组织（WTO）的有关协议和协定也对"进出口规费"做出明确规定

世界贸易组织的"关税与贸易总协定"（GATT 1947）规定，"各缔约方对进出口或有关进出口征收的任何性质的所有规费和费用，应限制在等于提供服务所需的近似成本以内，且不得成为对国产品的一种间接保护或为财政目的而对进出口产品征收的一种税"，对各缔约方政府主管机关实施的有关进出口规费，包括出入境检验检疫费，做出了明确规定。

3.4.2 出入境检验检疫收费的办法和标准

1. 制定检验检疫收费办法和收费标准的基本原则

第一，统一制定：出入境检验检疫收费办法和收费标准，由国家发改委和财政部统一制定、发布。

第二，简化减少：收费办法的制定和收费项目的设置要科学合理，便于实际操作。

第三，公开透明：收费办法和收费项目及收费标准要对外公布，做到亮证收费。

第四，公正合理：收费项目、收费标准的制定，既要能够减轻企业负担、扩大外贸出口，又要保证检验检疫事业的发展。

2. 现行出入境检验检疫收费依据

现行的检验检疫收费依据是国家发改委和财政部于 2003 年 12 月 31 日下发、并于 2004 年 4 月 1 且正式实施的《出入境检验检疫收费办法》（发改价格〔2003〕2357 号）。该文件对出入境检验检疫收费办法、收费项目和收费标准做出了明确规定。

为了减轻企业和社会负担，促进经济稳定增长，2012 年 12 月 11 日，国家发展改革委、财政部根据国务院有关要求，联合发文决定降低部分行政事业性收费标准：

（1）简化收费方式：将货物检验检疫费中的品质检验、动物临床检疫、植物现场检疫、动植物产品检疫、食品及食品加工设备卫生检验、卫生检疫（不收费）合并为货物检验检疫费一项，取消累计收费；

（2）降低货物检验检疫费收费标准：货物检验检疫费降为按货物总值的 0.8‰一次性收取；其中，介质土、植物油由按货物总值的 0.67‰降为 0.3‰收取；小批量食品由按货物总值的 4‰降为 0.8‰收取；边境口岸每批次价值在人民币 10 万元以下〔含 10 万元〕的边境小额贸易、对台小额贸易货物检验检疫费收费标准，统一降为按每批次 30 元收取；仅实施卫生检疫的，不收费；

（3）资源类商品的货物检验检疫费，由从价计征改为从量定额收取。

3.4.3　计收费工作的监督管理

检验检疫机构依法对出入境人员、货物、运输工具、集装箱及其他应检物实施检验、检疫、鉴定、认证、监督管理等，按《出入境检验检疫收费办法》收费，其他单位、部门和个人不得收取出入境检验检疫费。

检验检疫机构严格按照《出入境检验检疫收费办法》规定收费，按规定到指定的价格主管部门办理收费许可证，出具财政部规定使用的票据。公开收费项目和收费标准，并接受物价、财政部门的检查监督，不得擅自增加或减少收费项目，不得擅自提高或降低收费标准，不得重复收费。

附：国家质检总局有关从 2014 年 8 月 1 日起免收出口商品法检费用的规定。

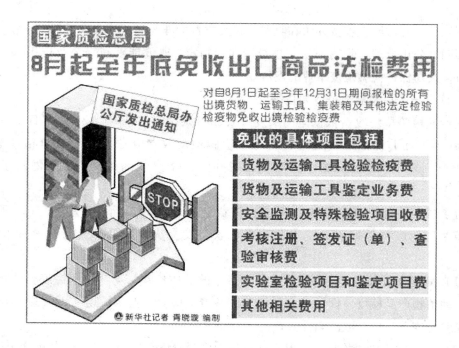

3.5 综 合 应 用

一、判断题

1. 填制出境货物报检单中的"报检人郑重声明"栏，可以委托代理人填写。（　　）

2. 异地施检报检时应提供口岸检验检疫机构签发的入境货物报检单。（　　）

3. 检验检疫机构必须严格按照《出入境检验检疫收费办法》的规定收费。（　　）

4. 法定检疫物，除活动物须在口岸检疫外，其他法定检疫物原则上坚持在产地检验检疫。（　　）

5. 检验检疫机构对预报检的出境货物实施检验检疫，合格的签发出境货物换证凭单，不合格的签发出境货物不合格通知单。（　　）

6. 某公司进口一批电子仪器，货物从广州口岸入境，目的地为西安，该公司应持入境口岸检验检疫机构出具的入境货物通关单到西安办理通关手续。（　　）

7. 检验检疫机构对检验检疫不合格的入境货物签发入境货物检验检疫证明。（　　）

8. 入境货物报检单的"索赔有效期至"一栏只有在货物出现残损、短少等情况时才需填写。（　　）

9. 对产地与报关地不一致的法定检验检疫货物，报检人凭产地检验检疫机构签发的出境货物换证凭单办理通关手续。（　　）

10. 自理报检单位在办理出口报检业务时，出境货物报检单的"发货人"可与

"报检单位"不一致。（　　）

11. 已实施检验检疫的出境货物，由于客观原因不能履行合同的，报检人应向检验检疫机构申请办理撤销报检手续。（　　）

12. 在填制入境货物报检单时，进口货物的品名应与进口合同相一致，但废旧货物应在品名中特别注明。（　　）

二、单选题

1. 报检后（　　）天内未联系检验检疫事宜的，做自动撤销报检处理。

　　A. 15　　　　　　B. 30　　　　　　C. 40　　　　　　D. 45

2. 当货物出运的实际日期超过了出境货物通关单的有效期和货物检验检疫的有效期，应（　　）。

　　A. 重新申请报检　　　　　　　　B. 申请更改通关单有效期

　　C. 发货人出具情况说明　　　　　　D. 申请换发通关单

3. 入境货物报检单的编号栏应由检验检疫机构报检受理人员填写，共15位，其中第7位为（　　）。

　　A. 检验检疫局机关代码　　　　　　B. 年代码

　　C. 报检类代码　　　　　　　　　　D. 流水号

4. 一般入境货物应在（　　）向检验检疫机构报检；一般出境货物最迟应于报关或装运前（　　）天报检。

　　A. 入境前或入境时；7　　　　　　B. 入境前；10

　　C. 入境后；7　　　　　　　　　　D. 入境时；5

5. 某公司与香港客户签订合同出口一批货物，货物目的港为荷兰阿姆斯特丹，最终销售地为卢森堡。出境货物报检单的"输往国家（地区）"一栏应填写（　　）。

　　A. 香港　　　　B. 荷兰　　　　　　C. 卢森堡　　　　D. 阿姆斯特丹

6. 报检人申请复验，应在收到检验检疫机构做出的检验结果之日起（　　）日内提出。

　　A. 10　　　　　　B. 15　　　　　　C. 20　　　　　　D. 30

7. 西安某生产企业出口一批货物，拟由汽车运至青岛通关后海运出口，出境货物报检单的"运输工具名称"和"启运地"应分别填写（　　）。

　　A. 汽车；西安　　B. 汽车；青岛　　C. 船舶；西安　　D. 船舶；青岛

8. 出境货物报检单的"报检日期"一栏应填写（　　）。

　　A. 出境货物检验检疫完毕的日期　　B. 检验检疫机构实际受理报检的日期

　　C. 出境货物的发货日期　　　　　　D. 报检单的填制日期

9. 某公司与美国某公司签订外贸合同，进口一台原产于日本的炼焦炉（检验检疫类别为NM），货物自美国运至青岛口岸后再运至郑州使用。报检时，入境货物报检单

中的贸易国别、原产国、启运国家和目的地应分别填写（　　）。

  A. 美国、日本、美国、郑州 　　　　B. 日本、美国、美国、郑州

  C. 日本、美国、日本、青岛 　　　　D. 美国、日本、日本、青岛

10. 新疆某外贸公司从韩国进口一批聚乙烯，拟从青岛口岸入境后转关至北京，最终运至陕西使用。该公司或其代理人应向（　　）的检验检疫机构申请领取入境货物通关单。

  A. 青岛 　　　　B. 北京 　　　　C. 新疆 　　　　D. 陕西

11. 以下关于预报检表述正确的是（　　）。

  A. 需要分批装运出口的货物，不得申请整批货物的预报检

  B. 为便于易腐烂变质货物的及时出口，可以申请预报检

  C. 出口货物预报检时，可不提供出境货物运输包装性能检验结果单

  D. 检验检疫机构对预报检的出境货物实施检验检疫，合格的签发出境货物换证凭单

12. 已办理检验检疫手续的出口货物，因故需变更输入国家或地区，（　　）。

  A. 应重新报检 　　　　　　　　　　B. 有不同检验检疫要求的，应重新报检

  C. 无须重新报检 　　　　　　　　　D. 不能再更改输入国家或地区

三、多选题

1. 进出口商品检验的报检范围包括（　　）。

  A. 法律、行政法规规定必须实施检验检疫的

  B. 输入国家（地区）规定必须凭检验检疫证书方准入境的

  C. 有关国际条约规定必须经检验检疫的

  D. 外贸合同约定必须凭检验检疫的证书进行交接、结算以及申请签发原产地证明书的

2. 办理更改报检检疫应提供的单据是（　　）。

  A. 填写更改申请书，说明更改的理由和更改的事项

  B. 提供有关函电等证明文件，并提交原证书

  C. 变更合同或信用证的，须提供新的合同或信用证

  D. 报检人的个人信息

3. 重新报检的条件之一是（　　）。

  A. 超过检验检疫有效期限的

  B. 变更输入国家（地区），并有不同检验检疫要求的

  C. 改换包装或重新拼装的

  D. 已撤销报检的

4. 关于复验工作程序，表述正确的是（　　）。

A. 报检人提出复验申请

B. 检验检疫机构或国家质检总局对申请材料进行审核，符合规定的予以受理

C. 检验检疫机构或国家质检总局组织实施复验

D. 负责实施复验的检验检疫机构或国家质检总局做出复验结论

5. 申请复验时，应随附的单据有（　　　）。

A. 复验申请表　　　　　　　　　B. 原检验或复验证书或证单正本

C. 有关证单及其他相关的资料　　D. ABC 都不对

6. 甲公司委托乙公司进口一批生产原料，由乙公司在入境口岸办理报检手续，货物通关后由丙加工厂代为加工。关于入境货物报检单填制，以下表述正确的有（　　　）。

A. "发货人"应填写甲公司的名称

B. "收货人"应填写乙公司的名称

C. "目的地"应填写丙加工厂所在地名称

D. "报检单位登记号"可填写甲公司或丙加工厂的备案登记号

7. 广西某生产企业出口一批货物，拟从广州口岸报关出口，以下表述错误的有（　　　）。

A. 该企业向广西检验检疫机构报检时，应申请签发货物调离通知单

B. 该企业应向广州检验检疫机构申请签发出境货物通关单

C. 如果出口前改换包装，该批货物应重新报检

D. 如果出口前变更运输工具，该批货物应重新报检

8. 某企业对某直属检验检疫局下属分支检验检疫局的出口货物检验结果有异议，企业可向（　　　）申请复验。

A. 国家质检总局　　　　　　　　B. 该直属检验检疫局

C. 该分支检验检疫局　　　　　　D. 企业所在地人民法院

9. 必须在卸货口岸检验检疫机构报检的商品有（　　　）。

A. 机电产品　　　B. 易腐烂变质商品　　C. 废旧物品　　　　D. 大宗散装商品

10. 下列表述正确的是：（　　　）。

A. 入境货物报检单的编号，前 6 位为检验检疫局机关代码，第 7 位为报检类代码，第 8、9 位为年代码，第 10 至 15 位为流水号

B. 入境货物报检单的原产国（地区）：该进口货物的原产国家或地区

C. 入境货物报检单的包装种类及数量，如是木质包装还应注明材质及尺寸

D. 入境货物报检单的合同号，应填写对外贸易合同、订单或形式发票的号码

四、案例分析

（一）2001 年 4 月初，玉柴股份公司从巴西某公司进口一批货值为 217. 308 万美元的发动机铸件毛坯（包括缸体、缸盖、轴承盖），发现部分存在质量问题。玉林检验检

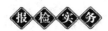

疫局接受报检后即派出检验人员赶赴企业开展检验工作，确认存在的问题全部是铸件毛坯的原带问题。为了确保每批到货检验结果的准确性，玉林检验检疫局制订周密的检验方案，建议进口公司及时向外方提出索赔要求并邀请其派技术专家来华谈判。

2014 年 6 月初，巴西技术专家来到玉柴股份公司谈判，玉林检验检疫局检验人员和玉柴股份公司的代表在谈判中向外方通报了检验情况及检验结果，明确指出货物存在的质量问题系原生产过程中所致，应由巴西公司赔偿损失。经过谈判，在事实面前外方不得不承认是他们采用了不适当的工艺与材料才导致这一结果，并同意承担由此造成的损失。玉林检验检疫局根据检验结果出具索赔证书供进口公司对外索赔，索赔金额为 72.237 万美元，有效地保护了中方的利益，为企业和国家挽回了巨额经济损失。

请回答：

1. 玉柴股份公司为什么能向巴西公司成功索赔？

2. 玉林检验检疫局在这笔对外索赔中发挥的作用？

五、操作题

（一）请根据下面提供的资料填写出境货物报检单。

INVOICE

Invoice No. ：GH339752

Date：Jun. 20，2014

Ref. No. ：IN20140620

Seller：TIANJIN FOODSTUFFS IMP & EXP CO. ，LTD

Buyer：VICIOR STAR CO. ，LTD. ROMA ITALY

L/C No. ：LC85947829　UN BANK OF U. S. TIANJIN BRANCH

Notify Party：EVERBRIGHT CO. ，LTD. NAPLES ITALY

Contract No. ：TYU14328

Shipped From：TIANJIN CHINA

Description：CANNED APPLE

Quantity：4800TINS/120CARTONS

Unit price：USD3. 60/TIN CIF NAPLES ITALY

Amount：USD17，280. 00（SAY US DOLLARS SEVENTEEN THOUSAND
　　　　 TWO HUNDRED AND EIGHTY ONLY）

Packing：IN TIN　　0. 2KGS EACH TIN　　2. 00TIN　　9600. 00KGS

Origin：TIANJIN CHINA

附表1 　　　　　　　　中华人民共和国出入境检验检疫
　　　　　　　　　　　　　出境货物报检单

报检单位（加盖公章）：　　　　　　　　　　　　　　　　　　　　* 编号：＿＿＿＿＿＿

报检单位登记号：　　　　联系人：　　　电话：　　　　报检日期：　年　月　日

发货人	（中文）					
	（外文）					
收货人	（中文）					
	（外文）					
货物名称（中/外文）		H.S 编码	产地	数/重量	货物总值	包装种类及数量

运输工具名称号码		贸易方式		货物存放地点	
合同号		信用证号		用途	
发货日期		输往国家（地区）		许可证/审批号	
启运地		到达口岸		生产单位注册号	

集装箱规格、数量及号码	样本

合同、信用证订立的检验检疫条款或特殊要求	标记及号码	随附单据（划"√"或补填）	
		□合同	□包装性能结果单
		□信用证	□许可/审批文件
		□发票	□
		□换证凭单	□
		□装箱单	□
		□厂检单	□

需要证单名称（划"√"或补填）		检验检疫费	
□品质证书　一正一副 □重量证书　一正一副 □数量证书　一正一副 □兽医卫生证书　一正一副 □健康证书　一正一副 □卫生证书　一正一副 □动物卫生证书　一正一副	□植物检疫证书　一正一副 □熏蒸/消毒证书　一正一副 □出境货物换证凭单 □ □	总金额 （人民币元）	
		计费人	
		收费人	

报检人郑重声明： 　1. 本人被授权报检。 　2. 上列填写内容正确属实，货物无伪造或冒用他人的厂名、标志、认证标志，并承担货物质量责任。 　　　　　　　　　签名：＿＿＿＿＿	领取证单	
	日期	
	签名：	

注：有"＊"号栏由出入境检验检疫机关填写　　◆国家出入境检验检疫局制

（二）根据下述提供资料，制作入境货物报检单，要求格式清楚、内容完整。

2014 年 8 月 12 日，上海光明贸易有限公司（单位登记号：52304125596）填制入境货物报检单，随附合同、发票、装箱单、许可证、提单等申请报检。相关资料如下：

卖方：EAST AGENT COMPANY（东方代理公司）

买方：SHANGHAI GUANGMING TRADING CO.，LTD.（上海光明贸易有限公司）

电话：021 - 58693215，联系人：李辉

合同号：03TG28711

提单号：SOCO02596

进口许可证号：CT88661125839

品名：H6 - 59940BS GOLF CAPS（高尔夫球帽）

H. S. 编码：59019091

数量：1800 打

包装：每 50 打装一纸箱

单价：USD8. 10/打

集装箱：20′×1

唛头：V. H

　　　　SHANGHAI

　　　　C/NO. 1 - 36

　　　　MADE IN JAPAN

商品用途：外贸自营内销

装运港：大阪

目的港：上海

船名：Volendam

航次：Voy. 8080

到货日期：2014 年 8 月 9 日

卸货日期：2014 年 8 月 13 日

索赔时效：两年

货物存放地点：上海市中山东路 329 号

附表2　　　　　　　中华人民共和国出入境检验检疫
入境货物报检单

报检单位（加盖公章）：　　　　　　　　　　　　　　　　　　编号：_____

报检单位登记号：　　　　联系人：　　　电话：　　　报检日期：

收货人	（中文）		企业性质（划"√"）		口合资口合作口外资
	（外文）				
发货人	（中文）				
	（外文）				

货物名称	（中/外文）	H.S编码	原产国（地区）	数/重量	货物总值	包装种类及数量

运输工具名称号码		合同号	
贸易方式		贸易国别（地区）		提单/运单号	
到货日期		启运国家（地区）		许可证/审批号	
卸毕日期		启运口岸		入境口岸	
索赔有效期至		经停口岸		目的地	

集装箱规格、数量及号码	

合同订立的特殊条款 以及其他要求	样本	货物存放地点	
		用途	

随附单据（划"√"或补填）	标记及号码	外商投资财产 （划"√"）	口是 口否

口合同　　　口到货通知 口发票　　　口装箱单 口提/运单　　口质保书 口兽医卫生证书　口理货清单 口植物检疫证书　口磅码单 口动物检疫证书　口验收报告 口卫生证书　　口 口原产地证　　口 口许可/审批文件　口		检验检疫费	
		总金额 （人民币元）	
		计费人	
		收费人	

报检人郑重声明： 　1. 本人被授权报检。 　2. 上列填写内容正确属实。 　　　　　　　　　签名：_____	领取证单	
	日期	
	签名	

注：有"＊"号栏由出入境检验检疫机关填写　　◆国家出入境检验检疫局制

（三）某公司出口一批皮夹克（检验检疫类别为 M/N）。请根据所提供的单据，找出出境货物报检单各项内容中错误的地方并更正。

SELLER： GUANGZHOU DEHENG GO, LTD. 18 TIANHE ROAD, GUANGZHOU	No： 0076012500　　DATE： 　　　　　　Mar 21, 2006
BUYER： BND IMPORT EXPORT CO, LTD. 123 CENTRAL PLAZA, LOS ANGELES	L/C No： LC071 BANK OF CHINA SHENZHEN BRANCH
PORT OF LOADING：VESSEL： SHANGHAI,　CHINA　NEW　GOLDEN BRIDGE V. 005	
PORT OF DISCHARGE： LOS ANGELES VIA BUSAN	CONTRACT No： 6203190000

MARKS & NO. OF PKGS	DESCRIPTION OF GOODS	QUANTITY/ UNIT	UNIT RPICE	AMOUNT
			USD	USD
DEF IN DIAMOND	LEATHER JACKETS（H. S：4203100090） PACKING：IN CARTONS　　100CTNS/5000PCS ORIGIN：ZHENGZHOU, CHINA REFERENCE No. : 0510400010 SHIPMENT：BEFORE APR. 1, 2006			
	TOTAL：		$ 20. 00	$ 100,000. 00

GUANGZHOU DEHENG CO. , LTD
SIGNED BY _____

发货人	（1）（中文）广州 DEHENG 公司				
	（外文）GUANGZHOU DEHENG CO.，LTD.				
收货人	（中文）＊＊＊				
	（2）（外文）BND DIPORT & EXPORT CO.，LTD.				

（3）货物名称 （中文名称）	（4）H.S 编码	（5） 产地	（6）数/重量	（7）货物 总值	（8）包装种类及数量
皮革或再生皮革制的 衣服 （野生动物皮革制作的 除外）	4203100090 （M/N）	广州	100 箱	USD100000	5000PCS

运输工具名称号码		船舶	贸易方式	一般贸易	货物存放地点	公司仓库
（9）合同号		0076012500	（10）信 用证号	LC071	（11） 用途	其他
发货日期	2006.03.30	（12）输往 国家（地区）	韩国	许可证/审批号		＊＊＊
（13）启运地	上海	到达口岸	韩国	生产单位注册号		＊＊＊
集装箱规格、数量及号码			＊＊＊			

（14）合同、信用证订立的检验 检疫条款或特殊要求	（15）标记及号码	随附单据（划"√"或补填）	
＊＊＊	＊＊＊	☑合同 ☑信用证 ☑发票 □换证凭单 ☑装箱单 ☑厂检单	□包装性能结果单 □许可/审批文件 □ □ □ □

需要证单名称（划"√"或补填）		＊检验检疫费	
□品质证收 ＿正＿副 □重量证书 ＿正＿副 □数量证书 ＿正＿副 □兽医卫生证书 ＿正＿副 □健康证书 ＿正＿副 □卫生证书 ＿正＿副 □动物卫生证书 ＿正＿副	□植物检疫证书 ＿正＿副 □熏蒸/消毒证书 ＿正＿副 ☑出境货物换证凭单 □出境货物通关单 □ □ □	总金额 （人民币元）	
		计费人	
		收费人	

报检人郑重声明： 　1. 本人被授权报检 　2. 上列填写内容正确属实，货物无伪造或冒用其他人 的厂名、标志、认证标志，并承担货物质量责任。 　　　　　　　　　　签名：＿＿＿＿	领取证单	
	日期	
	签名	

注：有"＊"号栏由出入境检验检疫机关填写　◆国家出入境检验检疫局制

第 4 章

出入境集装箱、运输工具、包装物的报检

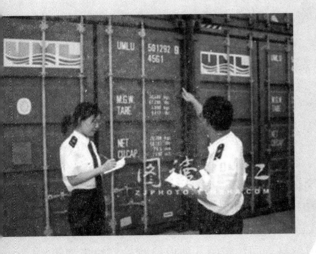

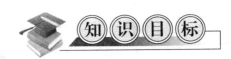
知识目标

1. 了解出入境集装箱检验检疫的有关知识。
2. 了解出入境集装箱的检验检疫范围和报检要求。
3. 了解出入境交通运输工具卫生检疫申报的基本程序和办法。
4. 了解对出入境交通运输工具进行动植物检疫的意义和基本办法。

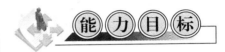
能力目标

1. 能正确办理出入境集装箱报检手续。
2. 能正确办理木运输工具的报检手续。
3. 能正确办理木质包装物的报检手续。

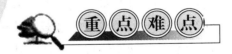
重点难点

1. 出境集装箱应实施的卫生检疫、适载性检验要求。
2. 出境货物木质包装的报检范围及处理。

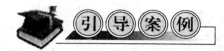

　　2014 年 10 月，宁波大榭检验检疫局调查发现，宁波某进出口有限公司（以下简称"当事人"）从中国台湾进口了一批热交换器设备（该批设备由木质包装用于包装和承载），但未经检验检疫机构同意便擅自将货物及木质包装卸离了船舶。当事人的行为违反了《中华人民共和国进出境动植物检疫法》（以下简称《动植物检疫法》）的有关规定，大榭局依法对其做出罚款 3000 元的行政处罚。（选自《中国检验检疫服务网案例》）

请思考：

（1）我国检验检疫法律对木质包装的进口有何特别规定？

（2）宁波某进出口有限公司存在哪些违法行为？

4.1　出入境集装箱检验检疫的报检

4.1.1　报检范围

1. 入境集装箱

（1）所有入境集装箱均应实施卫生检疫；

（2）来自动植物疫区的装载动植物、动植物产品和其他检验检疫物的以及箱内带有植物性包装物或铺垫材料的集装箱，应实施动植物检疫；

（3）法律、行政法规、国际条约规定或贸易合同约定的其他应检验检疫的集装箱，按有关规定约定实施检验检疫。

小知识

出境运输工具的适载性检验要求

1. 装载出境动物的运输工具，装载前必须事先清洗干净，并做有效的消毒，由监督消毒的检验检疫机构签发运输工具消毒证书；

2. 装载植物、植物产品出境的运输工具，经检查发现泥土的必须清扫干净，发现危险性有害生物或一般生活害虫超标的，应做熏蒸除虫处理，处理合格后方可进行装货作业；

3. 装载冷藏动物产品或其他易腐食品出口的运输工具，如冷藏集装箱和冷藏舱等，装载前应事先清洁和消毒，经检查，其冷藏设备和冷冻温度应符合国家标准。

2. 出境集装箱

（1）所有出境集装箱均应实施卫生检疫；

（2）装载动植物、动植物产品和其他检验检疫物的集装箱应实施动植物检疫；

（3）装运出口易腐变质食品、冷冻品的集装箱应实施适载检验；

（4）输入国要求实施的，按要求实施检验检疫，法律、行政法规、国际条约规定或贸易合同约定的其他应检验检疫的集装箱，按有关规定约定实施。

4.1.2　报检地点和时限

1. 报检时间

（1）入境集装箱应在报关前报检；

（2）出境集装箱应在装货前报检。

2. 报检地点

（1）入境集装箱应在进境口岸检验检疫机构报检；

（2）出境集装箱应在所在地检验检疫机构报检。

4.1.3　报检程序

（1）报检人填写出入境集装箱报检单。

（2）检验检疫机构对集装箱实施检验检疫，经检验检疫合格的，发给集装箱检验检疫结果单。

（3）装运经国家批准进口的废物原料的集装箱，应由入境口岸检验检疫机构实施

检验检疫。符合国家环保标准的，签发检验检疫情况通知单；不符合的，出具检疫证书移交当地海关、环保部门处理。

（4）对于检验检疫符合装运条件的出境集装箱，若不能及时装货，应由申请人自行加封，妥善保管；对于不符合装运条件的，装运部门应根据要求重新整理，直至重新检验检疫合格。

4.1.4　报检时应提供的单据

（1）入境集装箱报检时应提供合同、提单等有关单据并填写出／入境集装箱报检单；

（2）出境集装箱报检时应填写出／入境集装箱报检单并提供相关资料和单据。

4.1.5　出入境集装箱的卫生除害处理

 课堂互动

新造集装箱出入境是否都须实施检验检疫？

出入境集装箱有下列情况之一的，应当做卫生除害处理：

（1）来自检疫传染病或监测传染病疫区的。

（2）被传染病污染的或可能传播检疫传染病的。

 小知识

新造集装箱的检验检疫

新造集装箱是指专门的集装箱生产企业生产的未使用过的集装箱。若新造集装箱具备以下情况之一，则出口时不用实施检验检疫和交纳任何检验检疫费用。

1. 不使用木地板，且仅作为商品空箱出口的新造集装箱。

2. 所用木地板为进口木地板且进口时附有澳大利亚检验检疫机构认可的标准做永久性免疫处理的证明，并经我国检验检疫机构检验合格的新造集装箱。

3. 所有使用的木地板为国产木地板，且附有澳大利亚检验检疫机构认可的标准做永久性免疫处理的证明的新造集装箱。

使用的进口木地板无我国进口检验检疫合格证书或使用国产木地板无澳大利亚检验检疫机构认可的标准做永久性免疫处理的，应实施出境动植物检疫，并交纳检验检疫费用。

（3）携带有与人类健康有关的病媒昆虫或啮齿动物的。

（4）检疫发现有国家公布的一、二类动物传染病，寄生虫病名录及植物危险性病、虫、杂草名录中所列病虫害和对农、林、牧、渔业有严重危险的其他病虫害的；发现超过规定标准的一般性病虫害的。

（5）装载废旧物品或腐败变质有碍公共卫生物品的。

（6）装载尸体、棺柩、骨灰等特殊物品的。

（7）输入国家或地区要求做卫生除害处理的。

（8）国家法律、行政法规和国际条约规定必须做卫生除害处理的。

4.2　出入境交通运输工具的报检

《中华人民共和国国境卫生检疫法》第4条规定：入境、出境的人员、交通工具运输设备以及可能传播检疫传染病的行李、货物、邮包等物品，都应接受检疫。经国境卫生检疫机关许可，方准入境或出境，检验检疫机构对出入境交通运输工具的检疫分为对出入境船舶的检疫、对出入境航空器的检疫、对出入境列车及其他车辆的检疫。

4.2.1　卫生检疫的申报

1. 出入境船舶的检疫申报

（1）检疫地点

入境船舶的检疫地点须在港口的检疫锚地或经检验检疫机构同意的指定地点。入境检疫的船舶，若于白天入境，须于船舶明显处悬挂国际通语检疫信号旗"Q"字旗（表示本船无染疫，请发给入境检疫证）或"QQ"字旗（表示本船有染疾或染疾嫌疑，请即刻实施检疫）；若于夜间入境则需垂直悬挂三盏红灯（表示本船无染疫请发给入境检疫证）或红红白红灯四盏（表示本船有染疾或染疾嫌疑，请即刻实施检验）。

小知识

入境船舶检疫方式

入境船舶检疫方式目前有四种：

1. 锚地检疫；

2. 随航检疫；

3. 码头泊位检疫；

4. 电讯检疫。

出境船舶必须在最后离开的出境港口接受检疫，由船舶代理或船方代表应到出境口岸检验检疫机构办理出境检疫手续。

（2）提供资料

入境船舶申报检疫时应提供以下资料：

航海健康申报书、除鼠证书/免予除鼠证书；食品、饮用水、压舱水清单；国际预防接种证书、国际旅行健康检查证明书。

出境船舶申报检疫时应提供以下材料：

船名、国籍、预定开航的时间；目的港、最初寄港；装载货物种类；船舶出境健康申报表；船员、旅客名单或船员、旅客变更名单；除鼠证书/免予除鼠证书；船舶航行目的地为南美、非洲的，应提供所有人员黄热病预防接种证书；船员健康证书。

2. 出入境航空器的检疫申报

（1）入境飞机卫生检疫申报

检验检疫机构对入境飞机按来自疫区和非疫区区别受理检疫申报。

第一，对来自非疫区的飞机可通过地面航空站与检验检疫机构通过电讯进行检疫申报。

第二，对来自疫区的飞机，若在飞行过程中发现检疫传染病、疑似检疫传染病或非因意外伤害而致的死亡并死因不明时，机长应立即通知到达机场的航空站向检验检疫机构申报，并在最先到达的国境口岸指定地点接受检疫。

（2）出境飞机卫生检疫申报

第一，实施卫生检疫机场的航空器，应在出境检疫的飞机起飞前向检验检疫机构申报检疫并提供相关资料。

第二，检验检疫机构确认机上卫生状况、人员健康状况是否符合要求并进行必要的卫生处理，检验检疫机构对符合要求的飞机签发飞机出境的检验检疫证书并予以放行。

小知识

电讯检疫电报形式报告的主要内容

1. 船名、国籍、呼号；
2. 预定到达港口或检疫锚地的日期和时间；
3. 发航港、最后寄港、驶离日期；
4. 船员人数、旅客人数、健康状况；
5. 船舶卫生证书编号、签发日期、签发港；
6. 除鼠证书或者免予除鼠证书的签发日期、签发港；
7. 食品、饮用水、压舱水装载日期、签发港和数量；
8. 货物、集装箱种类、数量及装载港和日期；
9. 其他必须说明的问题。

3. 出入境列车的检疫申报

（1）出入境列车在到达或出站前，车站有关人员应向检验检疫机构提前预报；

（2）客运列车到达车站后，检疫医师首先登车，列车长或其他车辆负责人口头申报车上人员的健康情况及车鼠蚊蝇等卫生情况、检疫医师对列车各车进行检查；

（3）货运列车重点检查货运车及其货物卫生状况和能传播传染病的病媒昆虫和啮齿动物的携带情况；

（4）出入境检疫的列车一经发现有检疫传染病或疑似检疫传染病或因卫生问题需卫生处理时需延缓开车时间以便进行相关处理。

4. 出入境汽车及其他车辆检疫申报

（1）固定时间客运汽车出入境前由有关部门提前通报，装载的货物应提前向检验检疫机构申报。

（2）大型客车应接受检疫人员登车检查，旅客及其携带的行李物品应在候车室或检查厅接受检查。入境司乘人员应填写入境检疫申明卡，出示国际旅行健康检查证明书或国际预防接种证书。

（3）入境货运汽车应接受卫生检查、采样检验或必要卫生处理，检验完毕后签发运输工具检疫证书。

4.2.2 动植物检疫的申报

1. 入境交通运输工具的检疫

（1）对来自或途经疫区的入境运输工具的检疫

对来自或途经动植物疫区的船舶、飞机、火车等，无论是否装载动植物、动植物产品和其他检疫物，在入境口岸均应实施动植物检疫，重点对船舶的生活区、厨房、冷藏室及动植物性废弃物存放场所和容器、飞机的食品配餐间、旅客遗弃的动植物及其产品、动植物性废弃物等区域进行检疫，经检疫合格或经除害处理合格的；由口岸检验检疫机构根据不同情况分别签发运输工具检疫证书、运输工具检疫处理证书或检验检疫处理通知书，方可准予入境。

若检疫时发现运输工具中有我国禁止或限制进境的物品，施加标识予以封存，未经口岸检验检疫机构许可不得启封动用。发现有危险病虫害的，不准带离运输工具，要进行除害、封存或销毁处理。对于卸离运输工具的非动植物性物品或货物要进行外包装消毒处理，对可能被动植物病虫害污染的部位和场地做消毒除害处理。

 小知识

检疫传染病

《国境卫生检疫法》规定的检疫传染病包括：鼠疫、霍乱、黄热病以及国务院确定和公布的其他传染病；《国境卫生检疫法实施细则》对上述三种检疫传染病的潜伏期做了如下规定：鼠疫的潜伏期为 6 天；霍乱的潜伏期为 5 天；黄热病的潜伏期为 5 天。

（2）装载入境动物的运输工具的检疫

疫区和非疫区的装载入境动物的运输工具均需实施动植物检疫。装载动物的运输工具或动物和其他货物同一运输工具抵达口岸时，未经口岸检验检疫机构防疫消毒和许可，任何人不得上下运输工具或接触和移动动物。口岸检验检疫机构采取现场预防措施，并做防疫消毒处理。对饲喂入境动物的饲料、饲养用的铺垫材料以及排泄物等做消毒、除害处理。

（3）入境车辆的检疫

入境机动车和非机动车不论是否来自动植物疫区，均在入境口岸由检验检疫机构做防疫消毒处理。

（4）入境供拆船用的废旧船舶的检疫

进口供拆船用的废旧钢船、入境修理的船舶以及我国淘汰的远洋废旧钢船，不论是否来自动植物疫区，一律由口岸检验检疫机构实施检疫。经检疫，若发现我国禁止的入境物、来自动物植物疫区或来历不明的动植物及其产品和动植物性废弃物做销毁处理；船员携带的带土花卉盆景进行换土检疫；对发现危险性病虫害的舱室进行消毒、熏蒸处理；对动植物产品经检疫合格或经除害处理合格的准许入境。

2. 过境动植物的运输工具的检疫

（1）口岸检验检疫机构对装载动物的运输工具和装载容器外表进行消毒；对动物进行检疫，过境动物饲料受病虫害污染的，做除害、不予过境或销毁处理；过境动物的尸体、排泄物、铺垫材料及其他废弃物，不得擅自丢弃。

（2）口岸检验检疫机构必须检查过境动植物产品及其他检疫物的运输工具和包装容器是否完好。若不严密有可能使过境货物在途中撒漏的，承运人或押运人应按检疫要求采取密封措施，无法采取的、不准过境。检疫发现有危险性病虫的，须进行除害处理。

（3）动植物、动植物产品和其他检疫物过境期间，未经检验检疫机构批准，不得开拆包装或卸离运输工具，出境口岸对过境货物及运输工具不再检疫。

3. 出境运输工具的检疫

（1）装载出境动植物、动植物产品和其他检疫物的运输工具经口岸检验检疫机构查验合格后方可装运。一经发现有危险性病虫害或一般生活害虫超过规定标准的，须经除害处理后，方可获得口岸检验检疫机构签发的运输工具检疫处理证书，准予装运。

（2）装载出境动物的运输工具须在口岸检验检疫机构监督下进行消毒处理合格后，领取运输工具检疫处理证书，准予装运。运输工具检疫处理证书只限本次有效。

4.3 出入境包装物的报检

4.3.1 出境危险货物运输包装容器的报检

对于出口危险货物，如果包装不良、不适载或不适于正常的运输、装卸和储存，造成危险货物泄漏，甚至引起爆炸等，会危及人员、运输工具、港口码头、仓库的安全。国际上对运输危险货物有一套比较完整的规则，如《国际海运危规》《国际铁

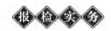

路危规》《国际航运危规》等。各国出口危险货物，必须符合国际运输规则的要求。检验检疫机构对出口危险货物运输包装容器实施检验，是按照上述有关国际危规进行的。

出口危险货物运输包装容器的检验可分为性能检验和使用鉴定。

1. 出口危险货物运输包装容器性能检验

（1）报检范围

按照《中华人民共和国进出口商品检验法》的规定，为出口危险货物生产运输包装容器的企业，必须申请检验检疫机构进行运输包装容器性能检验。

危险货物指具有燃烧、爆炸、腐蚀、毒害以及放射性、辐射性等危害生命、财产、环境的物质和物品。盛装这些物质或物品的容器，称为危险货物包装容器，均列入法定检验范围。

（2）报检要求

第一，国家对出口危险货物运输包装容器生产企业实行质量许可证制度。出口危险货物运输包装容器生产企业须取得出口质量许可证，方可生产出口危险货物运输包装容器。

第二，空运、海运出口危险货物的运输包装容器由检验检疫机构按照《国际海运危规》和《空运危规》规定实行强制性检验。经检验合格，方可用于包装危险货物。

（3）报检应提供的单据

第一，按规定填写并提供出境货物运输包装检验申请单。

第二，运输包装容器生产厂的出口危险货物运输包装容器质量许可证。

第三，该批运输包装容器的生产标准。

第四，该批运输包装容器的设计工艺－材料检验标准等技术资料。

（4）出境货物运输包装性能检验结果单的使用

经检验合格的危险货物运输包装容器，检验检疫机构出具出境货物运输包装性能检验结果单（以下简称性能检验结果单）。性能检验结果单表明，所列运输包装容器经检验检疫机构检验，并符合《国际海运危规》或《空运危规》的规定。性能检验结果单具有以下用途：

第一，出口危险货物的经营单位向检验检疫机构申请出口危险货物品质检验时，必须提供性能检验结果单，检验检疫机构凭该单（正本），受理其品质检验的报检。

第二，出口危险货物的经营单位向检验检疫机构申请出口危险货物运输包装容器的使用鉴定时，必须提供性能检验结果单（正本）。检验检疫机构凭该单实施出口危险货物运输包装容器的使用鉴定，并出具出境危险货物运输包装使用鉴定结果单。

第三，同一批号，不同使用单位的出口危险货物运输包装容器，在性能检验结果单的有效期内，可以凭该单向检验检疫机构申请办理分证。

第四，经检验检疫机构检验合格的本地区运输包装容器销往异地装货使用时，必须附有当地检验检疫机构签发的性能检验结果单，随该批运输包装容器流通，使用地检验检疫机构在接受出口危险货物报检时，凭性能检验结果单（正本）或分单（正本）受理品质检验或使用鉴定的报检。

2. 出口危险货物运输包装容器使用鉴定

性能检验良好的运输包装容器，如果使用不当，仍达不到保障运输安全及保护商品的目的。因此，危险货物运输包装容器经性能检验合格后，还必须进行使用鉴定。危险货物运输包装容器经检验检疫机构鉴定合格并取得出境危险货物运输包装使用鉴定结果单后，方可包装危险货物出境。

（1）报检范围

按照《中华人民共和国进出口商品检验法》规定，生产出口危险货物的企业，必须申请检验检疫机构进行包装容器的使用鉴定。

（2）报检应提供的单据

第一，按规定填写并提供出境货物运输包装检验申请单。

第二，出境货物运输包装性能检验结果单。

第三，危险货物说明。

第四，其他有关资料。

（3）《出境危险货物运输包装使用鉴定结果单》的使用

经使用鉴定合格的危险货物运输包装容器，检验检疫机构出具出境货物运输包装使用鉴定结果单（以下简称使用鉴定结果单）。使用鉴定结果单表明，所列运输包装容器已经检验检疫机构鉴定，可按《国际海运危规》或《空运危规》的规定盛装货物。使用鉴定结果单具有以下用途：

第一，外贸经营部门凭检验检疫机构出具的使用鉴定结果单验收危险货物。

第二，使用鉴定结果单是向港务部门办理出口装运手续的有效证件，港务部门凭使用鉴定结果单安排出口危险货物的装运，并严格检查包装是否与检验结果单相符，有无破损渗漏、污染和严重锈蚀等情况，对未经鉴定合格并取得使用鉴定结果单的货物，港务部门拒绝办理出口装运手续。

第三，对同一批号、分批出口的危险货物运输包装容器在使用鉴定结果单有效期内，可凭该结果单在出口所在地检验检疫机构办理分证手续。

4.3.2 出境货物运输包装的报检

除出境危险货物的运输包装容器按《国际危规》及国家法律、行政法规规定进行检验鉴定外，出境货物的运输包装，也必须进行性能检验和使用鉴定。

1. 报检范围

出境货物运输包装容器的检验，指列入《出入境检验检疫机构实施检验检疫的进出境商品目录》及其他法律、行政法规规定须经检验检疫机构检验检疫，并且检验检疫监管条件为"N"或"S"的出口货物的运输包装容器。目前检验检疫机构实施性能和使用鉴定的出境货物运输包装容器包括：钢桶、铝桶、镀锌桶、钢塑复合桶、纸板桶、塑料桶（罐）、纸箱、集装袋、塑料编织袋、麻袋、纸塑复合袋、钙塑瓦楞箱、木箱、胶合板箱（桶）、纤维板箱（桶）等。

2. 报检要求

出口货物运输包装容器的检验分为性能检验和使用鉴定。申报法定检验出口货物检验前，需先申报包装容器的性能检验。使用鉴定一般在出口货物实施品质检验时同时进行，因此，使用鉴定与所包装的出口货物同时报检。

3. 出口货物运输包装性能检验报检应提供的单据

（1）按规定填写并提供出境货物运输包装检验申请单；

（2）生产单位的本批包装容器检验结果单；

（3）包装容器规格清单；

（4）客户订单及对包装容器的有关要求；

（5）该批包装容器的设计工艺、材料检验标准等技术资料。

4. 出境货物运输包装性能检验结果单的使用

经鉴定合格的出口货物运输包装容器，检验检疫机构出具出境货物运输包装性能检验结果单（以下简称性能检验结果单）。性能检验结果单具有以下用途：

（1）出口货物生产企业或经营单位向生产单位购买包装容器时，生产包装容器的单位应提供检验检疫机构签发的性能检验结果单（正本）。

（2）出口货物生产企业或经营单位向检验检疫机构申请出口货物检验检疫时，应提供性能检验结果单正本，以便检验检疫机构同时对出口运输包装容器实施使用鉴定。

（3）对于同一批号不同单位使用的或同一批号多次装运出口货物的运输包装容器，在性能检验结果单有效期内，可以凭此单向检验检疫机构报检，申请分单。

4.3.3　出入境木质包装的报检

1. 出境货物木质包装的报检

（1）报检范围

根据《中华人民共和国进出境动植物检疫法》及《中华人民共和国进出境动植物检疫法实施条例》，对出境植物、植物产品及其他检疫物的装载容器、包装物及铺垫材料依照规定实施检疫。

自 1998 年底起，输往美国、加拿大、巴西、欧盟、澳大利亚的货物带有木质包装的，需进行检疫处理。木质包装指：用于承载、包装、铺垫、支撑、加固货物的木质材料，如木箱、木板条箱、木托盘、木框、木桶、木轴、木契、垫木、衬木等。经人工合成的材料或经深度加工的包装用木质材料，如胶合板、纤维板等不在此列。

（2）报检要求与程序

第一，输往美国、加拿大的货物木质包装。美国、加拿大从 1998 年 12 月 17 日起先后对从中国输往美国的货物木质包装实施新的检疫规定，要求对所有木质包装进行热处理、熏蒸或防腐处理，并由检验检疫机构出具熏蒸/消毒证书。无木质包装的货物由出口商出具无木质包装的声明。

对目的地为美国、加拿大的出口货物的木质包装（含途经中国香港转口美国的），出口企业在木质包装盛装货物前，持有关证单向当地检验检疫报检，取得检验检疫机构签发的熏蒸/消毒证书。企业凭检验检疫机构签发的出境货物通关单向海关办理出口手续。美、加凭我国检验检疫机构签发的熏蒸/消毒证书验放货物。

第二，对输往巴西的货物木质包装。巴西自 2000 年 1 月 3 日起对来自中国（包括香港特别行政区）等多个国家和地区的木质包装实施新的检疫措施，要求木质包装进行热处理、熏蒸处理或其他巴方检疫机构认可的防虫处理，并提供国家官方检疫部门出具的检疫证书。

对输往巴西的带有木质包装的货物，应尽量避免使用木质包装。如确需使用木质包装的货物，在货物出口前，出口企业须向当地检验检疫机构报检，取得检验检疫机构签发的熏蒸/消毒证书，企业凭检验检疫机构签发的出境货物通关单向海关办理出口手续。巴西检疫部门凭我国检验检疫机构签发的熏蒸/消毒证书验放货物，如不能提供检疫证书的，该批货物将在巴方检疫部门的监督下，拆除木质包装做焚烧、熏蒸等除害处理，费用由进口商承担。

第三，对输往欧盟的货物木质包装。欧盟自 2001 年 10 月起对来自中国等多个国家的针叶木质包装采取紧急检疫措施，以防止松材线虫传入欧盟。对于不符合规定的木质包装，欧方将在入境口岸采取除害处理、销毁、拒绝入境等措施。

小知识

对输往欧盟的货物木质包装的卫生除害处理

在货物出口前，出口企业须向当地检验检疫机构报检，按以下办法办理：

1. 对使用松材线虫疫区针叶树木质包装的，在出口前须进行除害处理，处理合格的木质包装上须有标记，在标记上注明处理方法、地点及实施处理的单位，并由检验检疫机构出具植物检疫证书；

2. 对使用松材线虫非疫区针叶树木质包装的，由检验检疫机构实施检疫并出具植物检疫证书，证明木质包装来自非疫区；

3. 对使用非针叶树木质包装的，如出口企业提出要求或合同、信用证中有规定，需要检验检疫出具除害处理证书的，可向检验检疫机构报检，经对木质包装除害处理，处理合格的出具熏蒸/消毒证书。

2. 入境木质包装的报检

（1）报检范围

入境货物的木质包装及木质铺垫材料，包括用于承载、包装、铺垫、支撑、加固货物的木质材料，如木板箱、木条箱、木托盘、木框、木桶、木轴、木楔、垫木、衬木等，胶合板、纤维板等人造板材除外。

（2）报检要求

第一，对来自美、日、韩及欧盟的货物（不论是否列入《出入境检验检疫机构实施检验检疫的进出境商品目录》）和入境货物的木质包装，在入境口岸清关的，货主或其代理人凭入境口岸检验检疫机构签发的入境货物通关单向口岸海关办理通关手续。

第二，申请转关运输或直通式转关运输的，货主或其代理人应向指运地检验检疫机构报检并凭其签发的入境货物通关单向指运地海关办理通关手续。

（3）报检时应提供的单据

第一，美国、日本输往中国货物入境时，货主或其代理人按有关规定向出入境检验检疫机构报检时须提交的证书或声明：

①使用针叶树木质包装的，提供由美国、日本官方检疫部门出具的符合要求的植物检疫证书；

②使用非针叶树木质包装的，提供由出口商出具的使用非针叶树木质包装声明；

③未使用本质包装的，提供由出口商出具的无木质包装声明。

凡未提供有效植物检疫证书或有关声明的，检验检疫机构不予受理报检。

第二，韩国输往中国货物入境时，应避免使用针叶树木制作木质包装：

①使用针叶树木制作木质包装的，需在出口前进行热处理，或经中方认可的其他有效除害处理，并由韩国官方检疫部门出具植物检疫证书证明进行了上述处理。入境时，货主或其代理人按有关规定向出入境检验检疫机构报检时须提交官方检疫部门出具的符合要求的植物检疫证书。

②使用非针叶树木制作木质包装或无木质包装的货物入境时，货主或其代理人应向检验检疫机构提供出口商出具的使用非针叶树木质包装声明或无木质包装声明。

第三，欧盟输往中国的货物入境时，应提供的证书和声明：

①使用木质包装的货物，报检人应提供由欧盟官方检疫部门出具的符合要求的植物检疫证书；

②无木质包装的货物，报检人应提供由出口商出具的无木质包装声明。

（4）来自其他国家应实施检疫的货物的木质包装在报检时，应提供我国要求提供的证单，如植物检疫证书或热处理证书等。

 小知识

无木质包装声明（参考格式）

致中国出入境检验检疫机构：

　　兹声明：本批货物＿＿＿＿＿＿＿＿＿＿（货名）＿＿＿＿＿＿＿＿＿＿（数量/重量）不含有木质包装。

　　　　　　　　　　出口公司名称：（盖章或负责人签名）

　　　　　　　　　　日　　　　期：

网络链接

　　了解出境木质包装加施标识企业资格申请可链接：

　　上海出入境检验检疫局 http://www.shciq.gov.cn/

4.4 综合应用

一、判断题

1. 目前对入境船舶应采用的检疫方式有锚地检疫、随航检疫、码头泊位检疫和电讯检疫四种。（　　）

2. 装运经国家批准进口的废物原料的集装箱应当由合同指定的检验检疫机构实施检验检疫。（　　）

3. 装载出境动物的运输工具装载前应在口岸检验检疫机构监督下进行消毒处理。（　　）

4. 所有进境集装箱均应实施动植物检疫。（　　）

5. 所有出境集装箱均应实施卫生检疫。（　　）

6. 出入境列车的检疫申报不可由车站人员向检验检疫机构办理。（　　）

7. 对入境货运汽车，根据申报实施卫生检查或必要的卫生处理，检疫完毕后签发运输工具检疫证书。（　　）

8. 进境检疫时发现运输工具中装有我国规定禁止或限制进境的物品，应予没收。（　·　）

二、单选题

1. 到达口岸地，需要如实申报的集装箱是（　　）。

A. 实箱 　　　　　　　　　　　　B. 空箱

C. 全部实箱和全部空箱 　　　　　D. 全部实箱和部分空箱

2. 运输工具检疫处理证书有效期为（　　）。

A. 1 年 　　　B. 2 年 　　　C. 3 年 　　　D. 只限本次出境有效

3. 出境集装箱的报检时间为（　　）。

A. 装货前 　　B. 报关前 　　C. 任何时候 　　D. 出厂前

4. 入境船舶白天入境时，若此船没有染疾，应于船舶明显处悬挂（　　）。

A. "QQ" 字旗 　　　　　　　　　B. "Q" 字旗

C. 红红白红四盏灯 　　　　　　　D. 红灯三盏

5. 新造集装箱使用国产木地板的，须附有（　　）检验检疫机构认可的标准做永久性免疫处理的证明，才可不用实施检验检疫。

A. 澳大利亚 　　B. 英国 　　C. 美国 　　D. 欧盟

6. 装载动植物、动植物产品的进出境集装箱必须实施（　　）。

A. 卫生检疫 　　B. 适载鉴定 　　C. 动植物检疫 　　D. A、C 都是

7. 装运经国家批准进口的废物原料的集装箱，应当由（　　）实施检验检疫。

A. 目的地检验检疫机构　　　　　　　B. 进境口岸检验检疫机构

C. 指运地检验检疫机构　　　　　　　D. 合同指定的检验检疫机构

8. 出境集装箱，如装运出口易腐烂变质食品、冷冻品，则对其实施（　　）。

A. 食品检验　　　　　　　　　　　　B. 适载检验

C. 动植物检验　　　　　　　　　　　D. 以上的答案都不对

9. 船舶必须在（　　）接受检疫，船舶代理或船方代表应到出境口岸检验检疫机构办理出境检疫手续。

A. 锚地　　　　　　　　　　　　　　B. 最后离开的出境港口

C. 码头泊位　　　　　　　　　　　　D. 任意港口

10. 装载出境动物的运输工具，装载前应当在口岸检验检疫机构监督下进行（　　）。

A. 清洗处　　　　B. 消毒处理　　　　C. 除害处理　　　　D. 以上都对

三、多选题

1. 出境船舶进行检疫申报时应提供的单据有（　　）。

A. 航海健康证书　　　　　　　　　　B. 除鼠证书/免予除鼠证书

C. 国际预防接种证书　　　　　　　　D. 压舱水清单

2. 来自疫区的飞机在飞行中若发现（　　），机长应立即通知到达机场的航空站向检验检疫机构申报。

A. 检疫传染病

B. 疑似检疫传染病

C. 有人非因意外伤害而死亡并死因不明

D. 飞行途中发现病人

3. 入境大型客车的司乘人员入境时应提供的材料是（　　）。

A. 运输工具检疫证书　　　　　　　　B. 入境检疫申明卡

C. 国际旅行健康检查证明书　　　　　D. 运输工具检疫处理证书

4. 下列表述正确的是（　　）。

A. 所有入境集装箱应实施动植物检疫

B. 所有入境集装箱应实施卫生检疫

C. 所有出境集装箱应实施卫生检疫

D. 所有出境集箱装箱应实施适载检验

5. 装载过境动物的运输工具到达口岸时，口岸检验检疫机构对（　　）进行消毒。

A. 装载的动物　　　B. 装载容器外表　　　C. 运送人员　　　　D. 运输工具

四、案例分析

（一）2014 年 9 月 24 日，来自日本东海港的巴拿马籍"中日韩海豚"轮，因在入境未检疫前，该轮擅自从小货郎船上购买啤酒，被南通检验检疫局现场处罚人民币 800 元。这是该局今年当场做出的第 36 起行政处罚决定。

据统计，自 2004 年至 2014 年 9 月底，南通局共对 111 起违反检验检疫法律法规的行为做出当场行政处罚决定，其中因入境船舶违规进行现场处罚的 48 起，占全部当场处罚的 43.24%。（选自中国检验检疫服务网案例）

请回答：

1. "中日韩海豚"轮在入境时存在哪些违法行为？

2. 入境船舶报检时应办理哪些手续？

（二）2013 年 7 月，浙江省金华市某贸易公司委托宁波某代理公司对来自印度的进境货物向宁波北仑检验检疫局进行报检，货物品名为"非零售粗梳中支纯棉单纱"，集装箱号为 FCIU9167299，货值 47000 美元，其申报该批货物未使用木质包装。

依据规定，对于申报申明为无木质包装的货物，一般按照批次量的 30% 实施抽批检疫。该集装箱及货物被北仑局业务工作系统随机抽中，须接受现场检疫查验。但该贸易公司聘请的车队司机未按规定将集装箱及货物运到指定场地接受检疫查验，而是擅自将该批货物运回工厂，并加工使用。

请回答：

1. 该贸易公司车队司机存在哪些违法的行为？

2. 我国《检疫法》及其实施细则对此有什么特殊规定？

第 5 章

原产地证的申请与鉴定业务的报检

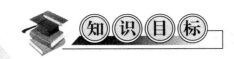

1. 了解原产地证的主要种类。

2. 了解原产地证申请的程序及所需单证资料。

3. 了解原产地证相关项目填写要求。

4. 了解外商投资财产鉴定的程序及所需单证资料。

5. 了解进口商品残损鉴定的范围及申报。

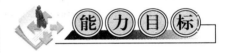

1. 能根据所给资料正确填写原产地证书。

2. 能按所提供的业务背景申办普惠制原产地证。

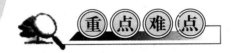

1. 原产地证相关项目填写。

2. 进口商品残损鉴定的范围。

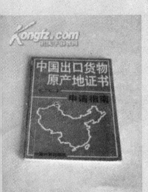

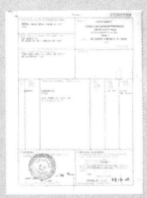

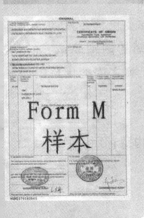

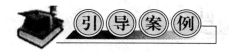

　　某渔业发展有限公司申报进口原产于印度尼西亚的冻鱼一批，申请享受中国—东盟自由贸易区协定税率，并提交中国—东盟自由贸易区项下印尼原产地证书。海关经审核发现，该原产地证书缺少签证机构签章及官员签名。企业称相关证书均由印尼出口企业向签章机构按正常程序申请，但无法解释证书缺少签章和签名的原因。海关启动境外核查程序，经印尼方面核实，该证书因签证机构工作人员失误导致填制不规范，认定证书无效，但相关货物能否享受协定税率交由中方判断。

　　请思考：

　　（1）中国—东盟自由贸易区项下印尼原产地证书在进口中有何作用？

　　（2）从该案例中应吸取什么教训？

5.1　原产地证的申请

5.1.1　原产地证概述

1. 原产地证的概念

　　原产地证简称产地证（Certificate of Origin），是由出口国政府有关机构签发的一种证明货物的原产地或制造地的文件，专供进口国海关采用不同的国别政策、国别待遇、差别关税和实施进口限制，不同进口税率、不同进口配额之用的国际商务文件。

2. 原产地证的签发

　　原产地证一般只签发一正三副，其中一份副本（黄色）为签证机构留存用。原产地证明书的签发有以下四种形式：

　　（1）检验检疫局出具的中华人民共和国原产地证；

　　（2）贸促会出具的中华人民共和国原产地证书；

　　（3）出口商出具的原产地证书；

　　（4）生产厂家出具的原产地证书。

3. 原产地证的主要种类

原产地证一般包括优惠性原产地证书、非优惠性原产地证书以及专用原产地证书等。

（1）优惠性原产地证书。主要是普惠制产地证书（FORM A）和各类区域性优惠原产地证书。优惠原产地证书是能使出口产品在进口国海关享受关税减免待遇的证明产品原产国/地区的官方证书，在我国目前主要有以下几种：

第一，普惠制原产地证书（FORM A）。适用于对 39 个发达国家出口的符合给惠国相关规定的产品，包括：欧盟 27 国、土耳其、挪威、瑞士、列支敦士登、澳大利亚、新西兰、加拿大、日本、俄罗斯联邦、白俄罗斯、哈萨克斯坦、乌克兰。

第二，《亚太贸易协定》原产地证书。目前适用于对印度、韩国、孟加拉和斯里兰卡出口并符合相关规定的产品。

第三，《中国—东盟自由贸易协定》原产地证书（FORM E）。目前适用于对印度尼西亚、泰国、马来西亚、越南、菲律宾、新加坡、文莱、柬埔寨、缅甸、老挝等国出口并符合相关规定的产品。

第四，《中国—巴基斯坦自由贸易协定》原产地证书。我国出口到巴基斯坦的该优惠框架项下的产品，凭此证书可获得巴基斯坦给予的关税优惠待遇。

第五，《中国—智利自由贸易协定》原产地证书（FORM F）。自 2006 年 10 月 1 日起，我国出口到智利的《中国—智利自贸区协定》项下的产品，享受智利给予的关税优惠待遇。

第六，《中国—新西兰自由贸易协定》原产地证书。自 2008 年 10 月 1 日起，我国出口到新西兰的符合中国—新西兰自贸区原产地规则的产品，享受新西兰给予的关税优惠待遇。

第七，《中国—新加坡自由贸易协定》原产地证书。自 2009 年 1 月 1 日起，我国出口到新加坡的符合中国—新加坡自贸区原产地规则的产品，享受新加坡给予的关税优惠待遇。

第八，《中国—秘鲁自由贸易协定》原产地证书。自 2010 年 3 月 1 日起，我国出口到秘鲁的符合中国—秘鲁自贸区原产地规则的产品，享受秘鲁给予的关税优惠待遇。

第九，自 2011 年 1 月 1 日起，大陆出口到台湾的符合《海峡两岸经济合作框架协议》原产地规则的早期收获产品，享受台湾给予的关税优惠待遇。

第十，《中国—哥斯达黎加自由贸易协定》原产地证明书。自 2011 年 8 月 1 日起，我国出口到哥斯达黎加的符合中国—哥斯达黎加自贸区原产地规则的产品，享受哥斯达黎加给予的关税优惠待遇。

（2）非优惠性原产地证书。主要有一般原产地证书、加工装配证书以及转口证书。

第一，一般原产地证书（CO. 证书）。出口产品在进口国/地区通关所需，是进口国进行贸易统计等的依据。CO 证书对所有独立关税区的国家（地区）都可签发。

第二，加工装配证书（CERTIFICATE OF PROCESSING）。加工装配证书是指对全部或部分使用了进口原料或零部件而在中国进行了加工、装配的出口货物，当其不符合中国出口货物原产地标准、未能取得原产地证书时，由签证机构根据申请单位的申请所签发的证明中国为出口货物加工、装配地的一种证明文件。

第三，转口证书（CERTIFICATE OF RE－EXPORT）。转口证书是指经中国转口的外国货物，由于不能取得中国的原产地证，而由中国签证机构出具的证明货物系他国原产、经中国转口的一种证明文件。

（3）专用原产地证明书。主要是金伯利进程证书、输欧盟农产品原产地证（蘑菇罐头证书）。

第一，金伯利进程证书。金伯利进程证是指在实施金伯利进程证书制度成员国之间使用的、用于证明进出口毛坯钻石合法来源地的证明书。

第二，输欧盟农产品原产地证。输欧盟农产品原产地证是欧盟委员会为进口农产品而专门设计的原产地证书，如蘑菇罐头证书。

 小知识

我国目前优惠原产地证的种类

目前，除普惠制外，我国已签订了中国—东盟、中国—巴基斯坦、中国—智利、亚太贸易协定（前身为《曼谷协定》）、中国—新西兰、中国—新加坡、中国—秘鲁等7个自贸区协定，还有和海合会、澳大利亚、冰岛、挪威、南非、哥斯达黎加等6个正在谈判的自贸区项目。各类优惠原产地证书将在国际贸易中扮演越来越重要的角色。因此有效避免申领误区，确保"中国制造"充分享受优惠原产地政策就显得尤为重要。外贸企业应充分认识优惠原产地政策的含金量，积极向检验检疫机构申请签发各类优惠原产地证明书，分享关税减免的好处。

5.1.2 原产地证的申请

1. 申请单位

（1）单位性质

①在中华人民共和国境内依法设立，享有对外贸易经营权的企业；

②从事"来料加工""来样加工""来件装配"和"补偿贸易"业务的企业；

③外商投资企业。

（2）申请注册登记程序

申请单位应持营业执照、主管部门批准的对外经济贸易经营权证明文件及证明货物符合出口货物原产地标准的有关资料，向所在地签证机构办理注册手续。申请单位的印章和申领人员的姓名在申请单位注册时应进行登记。证书申领人员应经检验检疫机构培训、考核合格，持有申领员证。

网络链接

了解原产地证企业备案平台可链接：

中国电子检验检疫业务网 http://www.eciq.cn/business/

2. 申请签证

（1）签证时间：

申请单位应至少在货物出运前3天，向检验检疫机构申请签证。

（2）一般原产地证（Certificate of Origin，C/O）需提供的文件

第一，一般原产地证申请书一份；

第二，缮制正确、清楚并经申请单位手签人员手签和加盖公章的一般原产地证一式四份；

第三，出口商的商业发票副本一份；

第四，含有进口成分的产品还得提交产品成本明细单。

（3）普惠制原产地证格式A（Generalized System of Preference Certificate of Origin，GSP FORM A）需提供的文件：

第一，《普惠制产地证书申请书》一份；

第二，普惠制产地证书一套；

第三，出口商业发票（副本）一份；

第四，装箱单一份。

3. 签发机构

（1）进口商要求我官方机构签发一般原产地证的，申请单位应向检验检疫机构申请办理；

（2）凡进口商要求我民间机构签发一般原产地证的，申请单位应向贸促会申请办理；未明确要求的，可向检验检疫机构或贸促会申请办理；

（3）进口商要求我官方机构签发普惠制原产地证的，申请单位应向检验检疫机构申请办理。

4. 申请签发"后发证书"

原产地证一般应在货物出运前签发，但如属特殊情况，未能及时申请签证，签发机构可酌情办理"后发证书"。

5. 申请签发"重发证书"

如果已签发的证书正本被盗、遗失或损毁，从签发之日起半年内，申请单位可申请重新签发证书；申请单位在申请签发"重发证书"前，应首先在《国门时报》上做遗失声明，除应提交重新缮制的证书以外，还应填写更改申请书并提供商业发票副本。

6. 申请签发"更改证书"

如果申请人要求更改或补充已签发证书的内容时，应填写更改申请书，申明更改理由和提供依据，退回原签发证书，签证机构经审核无误后予以签发新证。

 小知识

《商检法实施条例》2013 年修改情况解读

第四十一条　检验检疫机构依照有关法律、行政法规的规定，签发出口货物普惠制原产地证明、区域性优惠原产地证明、专用原产地证明。

出口货物一般原产地证明的签发，依照有关法律、行政法规的规定执行。

（原《实施条例》第四十三条）

7. "加工装配证明书"及"转口证明书"

货物如在中国进行的制造工序不足，未能取得中国原产地证，可以申领"加工装配证明书"；经中国转口的外国货物，不能取得中国原产地证，可以申领"转口证明书"。申领这两种证书的申报手续和所需单据与一般原产地证相同。

小知识

原产地证书实现电子化签发

在外贸业务中，原产地证是通关结汇的重要单据。在以往，企业需携带公章、资料到市贸促会，由签证师现场——审核相关信息，并由授权签字人签字盖章。

电子化原产地证书（简称 ECO）利用网络传输、电子印章和电子签名技术，将传统原产地证书申请签发流程电子化，企业只需几分钟录入信息、几秒钟上传，再通过贸促机构审证系统网上审核，就可自行打印出有电子签章和高效防伪特征的原产地证书，缩短了办证时间，提高了效率。

2013 年新修订的《商检法实施条例》

第四十一条　出入境检验检疫机构依照有关法律、行政法规的规定，签发出口货物普惠制原产地证明、区域性优惠原产地证明、专用原产地证明。

出口货物一般原产地证明的签发，依照有关法律、行政法规的规定执行。

（原《实施条例》第四十三条）

5.1.3　原产地证明的缮制

1. 一般原产地证明书（C/O.）的缮制（以贸促会签发的为例）

（1）出口商名称地址（Exporter）与发票一致。

（2）收货人（Consignee）与发票一致。

（3）运输工具及线路（means of transport and route）与提单、发票一致。

（4）目的港（Destination）与提单一致。

（5）当局盖章（For Certifying Authority Use Only）由贸促会盖章。

（6）唛头及件数（Marks & Nos of Packages）按发票填制。

（7）货物描述（Description of Goods）填货物的最大包装件数及货物名称。

（8）协调商品名称及编码制度（H. S Code）应按分类，正确填写。H. S 分类是以商品原料来源为主，结合加工程度和用途等来划分，共分为 21 类，97 章，1241 条税目录，5091 个商品组。各种产品的税目通常用四位至六位阿拉伯数字表示。

（9）数量或重量（Quantity or Weight）填发票的数量或重量。

（10）发票号及日期（No. & Date of Invoice）填发票号码及日期。

（11）出口商申述（Declaration by the Exporter）包括出口商名称、地址及专人签

字、日期。

（12）当局盖章（Certification）由贸促会盖章，并签具日期及出具地点。该栏的签发日期不应早于出口商申述栏日期，也不应晚于提单签发的日期。

（13）证书编号（Certificate No.）由贸促会编号，经贸促会盖章，签字后售给使用单位，由各单位自行填写各栏目。

 小知识

原产地证缮制应注意的事项

1. 原产地证是一份独立出具的单据。2. 必须按信用证要求签字、公证、签证。如文字有更改，需有贸促会加盖更正章。3. 标明原产地国，其他内容应与发票及其他单据相一致。4. 如有补充、遗失已签发的证书，应向贸促会书面证明，重新办理申请手续。5. 申请签发原产地证应在装运之前办理。

CPIT（CCOIC）

一般原产地证明书肋口工装配证明书

申　请　书

申请单位注册号：　申请人郑重声明：　　　　　　　　　　证书号码：

本人被正式授权代表本企业办理和签署本申请书。

本申请书及一般原产地证明书/加口工装配证明书所列内容正确无误，如发现弄虚作假，冒充证书所列货物，擅改证书，愿按《中华人民共和国出口货物原产地规则》的有关规定接受处罚，现将有关情况申报如下：

企业名称		发票号	
商品名称		H.S 编码	
商品 FOB 总值（以美元计）		最终目的国（地区）	
拟出运日期		转口国（地区）	

贸易方式

一般贸易		三来一补		其他贸易方式	

是否含有进口成分

含进口成分		不含进口成分	

包装数量或毛重或具他数量	

一般原产地证明书		加工装配证明书	

　　现提交中国出口货物商业发票副本一份，一般原产地证明书，加工装配证明书—正三副，以及其他附件　　份，请予审核签证。

申请单位盖章

申领人（签名）

日　期：　　年　月　日

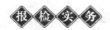

原产地证样式

1. Exporter（full name and address，country）	Certificate No. CERTIFICATE OF ORIGIN OF THE PEOPLE'S REPUBLIC OF CHINA
2. Consignee（Full name，address，country）	
3. Means of transport and route	5. For certifying authority use only
4. Destination	

6. Marks and Numbers of Packages	7. Description for goods，number and Kind of package	8. H. S. Code	9. Quantity or Weight	10. Number and Date of invoices

11. Declaration by the exporter The undersigned hereby declares that the above Details and statements are correct，that all the Goods were produced in China and that they Comply with the Rules of Origin of the People's Republic of China -------------------------------- Place and date，Signature and stamp of Authorized signatory	12. Certification It is hereby certified that the declaration by the Exporter is correct -------------------------------- Place and date，signature and stamp of Certifying authority

2. 普惠制原产地证明书 A（GSP FORM A）的缮制

（1）证书号：普惠制原产地证书标题栏（右上角），填上检验检疫机构编定的证书号。如证书号编定规则 JHGJH121/050001 JH－金华 G－FORM A JH121－公司注册号 05－2005 年 0001－企业流水号

（2）出口商名称、地址、国家：此栏出口商公司名称应与注册时相同，必须打上国名、地址。例：ZHEJIANG NATIVE PRODUCE & ANIMAL BY－PRODUCTS I/E CORP.

NO. 368 NORTH ZHONGSHAN ROAD，HANGZHOU，CHINA

（3）收货人的名称、地址、国家：除欧盟 25 国、挪威外，此栏须填上给惠国最终收货人名称，不可填中间转口商的名称。若进口商国家和最终目的国都是欧盟国家，则可以与最终目的国家不同，也可以不填详细地址，只填上：To Order。

（4）运输方式及路线：一般应填上装货、到货地点（始运港、目的港）及运输方式（如海运、陆运、空运）。例：FROM HANGZHOU TO SHANGHAI BY TRUCK, THENCE TRANSHIPPED TO HAMBURG BY SEA.

转运商品应加上转运港，例：FROM SHANGHAI TO HAMBURG BY SEA VIA HONGKONG。对输往内陆给惠国的商品，如瑞士、奥地利，由于这些国家没有海岸，因此如系海运，都须经第三国，再转运至该国，填证时应注明。例：BY VESSEL FROM SHANGSHAI TO HAMBURG, IN TRANSIT TO SWITZERLAND.

（5）供官方使用：此栏由签证当局填写，正常情况下此栏空白。特殊情况下，签证当局在此栏加注，例：（1）货物已出口，签证日期迟于出货日起，签发"后发"证书时，此栏盖上"ISSUED RETROSPECTIVELY"红色印章。（2）证书遗失、被盗或者损毁，签发"复本"证书时盖上"DUPLICATE"红色印章，并在此栏注明原证书的编号和签证日期，并声明原发证书作废，其文字是"THIS CERTIFICATE IS IN REPLACE-MENT OF CERTIFICATE OF ORIGIN NO. …DATED…WHICH IS CANCELLED"。

注意：在录入后发证书时，请在申请书备注栏注明"申请后发"，否则计算机退回。

（6）商品顺序号：如同批出口货物有不同品种，则按不同品种分列"1""2""3"……以此类推。单项商品，此栏填"1"。

（7）唛头及包装号：填具的唛头应与货物外包装上的唛头及发票的唛头一致；唛头不得出现中国以外的地区和国家制造的字样，也不能出现香港、澳门、台湾原原产地字样（例如：MADE IN TAIWAN, HONG KONG PRODUCTS 等）；如货物无唛头应填"N/M"。如唛头过多，此栏不够填则打上（SEE THE ATTACHMENT），用附页填打所有唛头（附页的纸张要与原证书一样大小），在右上角打上证书号，并由申请单位和签证当局授权签字人分别在附页末页的右下角和左下角手签、盖印。附页手签的笔迹、地点、日期均与证书第11、12栏相一致的。

注意：有附页时，请在申请书备注栏注明"唛头见附页"，否则计算机退回。

（8）包件数量及种类：商品的名称包件数量必须有英文和阿拉伯数字同时表示，

例如：ONE HUNDRED AND FIFYE（150）CARTONS OF WORKING GLOVES；

注意：

①如果包件数量上了千以上，则千与百单位之间不能有"AND"连词，否则计算机退回。应填：TWO THOUSAND ONE HUNDRED AND FIFEYE（2150）CARTONS OF WORDING GLOVES.

②数量、品名要求在一页内打完，如果内容过长，则可以合并包装箱数，品名合并。例：ONE HUNDRED AND FIFYE（150）CARTONS OF GLOVE, SCARF, TIE, CAP.

③包装必须打具体的包装种类（例：POLYWOVEN BAG, DRUM, PALLET, WOODEN CASE 等），不能只填写"PACKAGE"。如果没有包装，应填写"NUDE CARGO"（裸装货），"IN BULK"（散装货），"HANGING GARMENTS"（挂装）。

④商品名称必须具体填明（具体到能找到相对应的 4 位 HS 编码），不能笼统填"MACHINE"（机器）、"GARMENT"（服装）等。对一些商品，例如：玩具电扇应注明为"TOYS：ELECTRIC FANS"，不能只列"ELECTRIC FANS"（电扇）。

⑤商品的商标、牌名（BRAND）及货号（ARTICLE NUMBER）一般可以不填。商品名称等项列完后，应在下一行加上表示结束的符号，以防止加填伪造内容。国外信用证有时要求填写合同、信用证号码等，可加填在此栏空白处。

（9）原产地标准：完全原产品，不含任何非原产成分，出口到所有给惠国，填写"P"；

含有非原产成分的产品，出口到欧盟、挪威、瑞士和日本，填写"W"，其后加上出口产品的 HS 品目号，例如"W"42.02。条件：（1）产品列入了上述给惠国的"加工清单"符合其加工条件；（2）产品未列入"加工清单"，但产品生产过程中使用的非原产原材料和零部件经过充分的加工，产品的 HS 品目号不同于所用的原材料和零部件的 HS 品目号。

含有非原产成分的产品，出口到加拿大，填写"F"。条件：非原产成分的价值未超过产品出厂价的 40%。

含有非原产成分的产品，出口到俄罗斯、乌克兰、白俄罗斯、哈萨克斯坦、捷克、斯洛伐克六国，填写"Y"，其后加上非原产成分价值占该产品离岸价格的百分比，例如"Y"38%。条件：非原产成分的价值未超过产品离岸价的 50%。

输往澳大利亚、新西兰的货物，此栏可以留空。

（10）毛重或其他数量：此栏应以商品的正常计量单位填，例如"只""件""双""台""打"等。例如：3200 DOZ. 或 6270 KGS. 以重量计算的则填毛重，只有净重的，这净重亦可，但要标上 N. W. （NET WEIGHT）。

（11）发票号码及日期：此栏不得留空。月份一律用英文（可用缩写）表示，例如：PHK50016 Apr. 6, 2005 此栏的日期必须按照正式商业发票填具，发票日期不得迟于出货日期。

（12）签证当局的证明：此栏填打签证机构的签证地点、日期，例如：HANGZHOU CHINA APR. 6, 2005，检验检疫局签证人经审核后在此栏（正本）签名，盖签证印章。

注：此栏日期不得早于发票日期（第 10 栏）和申报日期（第 12 栏），而且应早于货物的出运日期（第 3 栏）。

（13）出口商的声明：进口国横线上填最终进口国，进口国必须与第三栏目的港的国别一致。另外，申请单位应授权专人在此栏手签，标上申报地点、日期，并加盖申请单位中英文印章。手签人笔迹必须在检验检疫局注册登记，并保持相对稳定。此栏日期不得早于发票日期（第10栏）（最早是同日）。盖章时应避免覆盖进口国名称和手签人姓名。本证书一律不得涂改，证书不得加盖校对章。

原产地证明书申请书实例：

原产地证明书申请书

申请单位及注册号码（盖章）：　　　　　　　　　　　　　　证书号：

申请人郑重声明：

本人是被正式授权代表单位申请办理原产地证明书和签署本申请书的。

本人所提供原产地证明书及所付单据内容正确无误，如发现弄虚作假，冒充证书所列货物，擅改证书，自愿接受签证机关的处罚及负法律责任。现将有关情况申报如下：

生产单位				生产单位联系人电话	
中文品名	H.S编码	数（重）量		FOB值（美元）	产品进口成分*
商业发票号	商品FOB总值（以美元计）				
贸易方式（请在相应的"□"内处打钩）					
□一般贸易	□灵活贸易	□零售贸易		□展卖贸易	□其他贸易方式
中转国/地区		最终销售国		拟出口日期	
申请证书（单）类型：（请在相应的"□"内处打钩） 1. □《普惠制原产地证明书》； 2. □《（曼谷协定）优惠原产地证明书》； 3. □《（中国—东盟自由贸易区）优惠原产地证明书》； 4. □《（中国与巴基斯坦优惠贸易安排）优惠原产地证明书》； 5. □《输欧盟农产品原产地证明书》（输欧盟蘑菇罐头原产地证明书）； 6. □《烟草真实性证书》； 7. □《中华人民共和国出口货物原产地证明书》 8. □《加工装配证明书》； 9. □《转口证明书》； 10. □《原产地异地调查结果单》； 11. □其他原产地证明书（请列明）					
备注：		申报员（签名）： 电话（手机）： 日期：　年　月　日			

现提交出口商业发票副本一份，原产地证书一套，以及其他附件　份，请予审核签证。＊注："产品进口成分"栏是指产品含进口成分的情况，如果该产品不含进口成分，则填0%，若含进口成分，则此栏填进口成分占产品出厂价的百分比。

普惠制产地证明书 FORM A 实例

1. Goods consigned from (Exporter's business name, address, country)	Reference No. **GENERALIZED SYSTEM OF PREFERENCES** **CERTIFICATE OF ORIGIN** (**Combined declaration and certificate**) **FORM A** issued in **THE PEOPLES REPUBLIC OF CHINA** (country) See Notes Overleaf
2. Goods consigned to (Consignee's name, address, country)	
3. Means of transport and route as far as known)	4. For official use

5. Item-number	6. Marks and numbers of packages	7. Number and kind of packages; description of goods	8. Origin criterion (see Notes overleaf)	9. Gross weight or other quantity	10. Number and date of invoices
11. Certification It is hereby, on the basis of control carried out, that the declaration by the exporter is correct.			12. Declaration by the exporter The undersigned hereby declares that the above details and statements are correct; that all the goods were Produced in ———————————— (country) and that they comply with origin requirements specified for those goods in the Generalized System of Preferences for goods exported to (importing country)		
Place and date, signature and stamp of certifying authority			Place and date, signature and authorized signatory		

3. 中国—东盟自由贸易区优惠原产地证明书（FORM E）的缮制

自 2004 年 1 月 1 日起，凡出口到东盟的农产品（HS 第一章到第八章）凭检验检疫机构签发的中国—东盟自由贸易区（FORM E）优惠原产地证书可以享受关税优惠待遇。可以签发中国—东盟自由贸易区优惠原产地证书的国家有：文莱、柬埔寨、印尼、老挝、马来西亚、缅甸、菲律宾、新加坡、泰国、越南 10 个国家。

FORM E 共有十二栏，其格式与缮制要点如下：

第 1 栏：出口人的名称、地址、国家

第 2 栏：收货人的名称、地址、国家

此栏应填成员国最终收货人名称（即信用证上规定的提单通知人或特别声明的收

货人），不能填香港、台湾等其他中间商的名称。为方便外贸需要，此栏也可填上TOORDER 或 TO WHOM IT MAY CONCERN。

第3栏：运输工具及路线（已知）

例如：离港日期（Departure Date）：10May，2007

运输工具号（Vessel/FliZht/Train/VehicleNo.）：KMCT ULSA V. 406S

装运口岸（Port of loading）：QINGDAO，China

卸货口岸（Port of discharge）：Karachi，Pakistan

第4栏：供官方使用

此栏留空，由进口成员方的海关当局在该栏简要说明根据协定是否给予优惠待遇。

第5栏：项目编号

在收货人、运输条件相同的情况下，如同批出口货物有不同品种，则可按不同品种分列"1""2""3"……单项商品此栏可不填。

第6栏：包装唛头及编号

此栏按实际货物和发票上的唛头，填写完整的图案文字标记及包装号。唛头中处于同一行的内容不要换行打印。

注意：

1. 唛头不得出现"HONG KONG""MACAO""TAIWAN""R. O. C."等内地以外其他产地制造字样；

2. 此栏不得留空。货物无唛头时，应填"N/M"。如唛头过多，可填在第7、8、9、10栏的空白处。如还不够，则可在该栏填上"SEE ATTACHMENT"，并另加附页。附页需一式四份，附页上方填上"ATTACHMENT TO THE CERTIFICATE OF ORIGIN FORM E NO…"（证书号码），参照 FORME 证书，附页下方两边分别打上签证地点、签证日期和申报地点、申报日期，左下方盖上申报单位签证章并由申报单位申报员签名。附页应与 FORME 证书大小一致。

3. 此栏内容及格式必须与实际货物的外包装箱上所刷的内容相一致。

第7栏：包装件数及种类；货品名称（包括相应数量及进口国 HS 编码）

注意：

1. 此栏注明包装数量及种类，并列明每种货物的详细名称。

2. 填写包件数量及种类，并在包装数量的英文数字描述后用括号加上阿拉伯数字。如果货物无包装，应注明"散装（mBULK）"。

3. 此栏的商品名称描述必须详细，以便查验货物的海关官员可以识别，并使其能与发票上的货名及 HS 编码的货名对应。如果信用证中品名笼统或拼写错误，必须在括号内加注具体描述或正确品名。

4. 所有内容列完后，应在末行加上截止线，以防止加填伪造内容。国外信用证有时

要求填写合同、信用证号码等，可加在此栏截止线下方，并以"REMARKS："作为开头。

例如：FIVE HUNDRED（500）CTNS OF SHRIMPS（H. S. 0306）

****

REMARKS：

L／C：2846905067640

第8栏：原产地标准

此栏是国外海关审证的核心项目。对含有进口成分的商品，国外要求非常严格，极易弄错而造成退证，应认真审核。一般情况如下：

1. 完全原产的，填写"X"；

2. 含进口成分，采用增值百分比标准的，应填写增值的百分比，如40%；

3. 对列入特定产品原产地标准清单内的产品，应填写采用的具体标准：如按照增值百分比标准的，填写具体的增值百分比，如"40%"；如按照特定原产地标准的，填写"PSR"。

第9栏：毛重或其他数量及价格（FOB）

例如：1200KGS

FOB USD7200. 00

注意：此栏应以商品的正常计量单位填，如"只""件""匹""双""台""打"等以重量计算的则填毛重，只有净重的，填净重也可，但要标上：N. W（NET WEIGHT）。同时加注出口商品FOB值，以美元计算。

第10栏：发票号及日期

注意：发票内容必须与正式商业发票一致，此栏不得留空。

第11栏：出口人声明

生产国的横线上应填上"CHINA"（证书上已印制）。进口国横线上的国名一定要填写正确，进口国必须是中国—东盟自由贸易区的成员国，一般与最终收货人或目的港的国别一致。

申请单位的申报员应在此栏签字，加盖已注册的中英文合璧签证章，填上申报地点、时间，印章应清晰。

第12栏：签证当局证明

此栏填打签证地址和日期，一般情况下与出口商申报日期、地址一致，签证机构授权签证人员在此栏手签，并加盖签证当局印章。

例如：QINGDAO，CHINA SEPTEMBER 24，2007。

注意：签证当局在证书正本和3个副本均需加盖印章。如属后发证书，签证机构在此栏加打"ISSUED RETROACTIVELY"。如属重发证书，签证机构在此栏加打"CERTIFIED TRUE COPY"。

中国—东盟自由贸易区产地证实例

ORIGINAL

1. Goods consigned from (Exporter´s business name, address, country)	Reference No. **ASEAN-CH1NA FREE TRADE AREA** **PREFERENTIAL TARIFF** **CERTIFICATE OF ORIGIN** (**Combined Delaration and Certificate**) **FORM E** Issued in THE PEOPLE'S REPUBLIC OF CHINA (Country) See Notes Overleaf
2. Goods consigned to (Consignee's name, address, country)	

3. Means of transport and route (as far as known)	4. For official use ☐ Preferential Treatment Given Under ASEAN – CHINA Free Trade Area Preferential Tariff ☐ Preferential Treatment Not Given (Please state Reason∕s∕) _____ ‒ ‒ ‒ ‒ ‒ ‒ ‒ ‒ ‒ ‒ ‒ ‒ ‒ ‒ Signature of Authorised Signatory of the Importing Country

5. Item number	6. Marks and numbers on packages	7. Number and type of packages, description of goods (including quantity where appropriate and H. S. number of the importing Country)	8. Origin criterion (see Notes overleaf)	9. Gross weight or other quantity and value (FOB)	10. Number and date of invoices

11. Declaration by the exporter The undersigned hereby declares that the above details and Statement are correct; ; that all the goods were produced in CHINA ‒ ‒ ‒ ‒ ‒ ‒ ‒ ‒ ‒ ‒ ‒ ‒ ‒ ‒ And that they comply with the origin requirements specified for these goods in the ASEAN – CHINA Free Trade Area Preferential Tariff for the goods expowted to ‒ ‒ ‒ ‒ ‒ ‒ ‒ ‒ ‒ ‒ ‒ ‒ ‒ ‒ (Importing Country) ‒ ‒ ‒ ‒ ‒ ‒ ‒ ‒ ‒ ‒ ‒ ‒ ‒ ‒ Place and date, signature of authorized signatory	12. Certification It is hereby certified, on the basis of control carried out, that the Declaration by the exporter is correct. Place and date, signature of authorized signatory

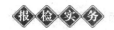

4. 《亚太贸易协定》原产地证明书（FORM B）的缮制

2007年1月1日起签发新的《亚太贸易协定》原产地证书。可以签发《亚太贸易协定》原产地证书的国家有：韩国、斯里兰卡、印度、孟加拉4个国家。降税幅度从5%到100%不等。

《亚太贸易协定》原产地证书填制说明：

第1栏：货物发运自

注明出口人的名称、地址与国别。名称须与发票上的出口人一致。

第2栏：货物发运到

注明进口人的名称、地址与国别。名称须与发票上的进口人一致。对于第三方贸易，可以注明"待定"（To Order）。

第3栏：供官方使用

第4栏：运输方式与路线

详细注明出口货物的运输方式和路线。如信用证条款等无此详细要求，打上"空运"或"海运"。如货物途经第三国，可用如下方式表示：

例如："空运""经曼谷从老挝到印度"（By air from Laos to lndia via Bangkok.）

第5栏：税则号

注明货物4位数的HS编码。

第6栏：唛头与包装编号

注明证书所载货物的包装唛头及编号。该信息应与货物包装上的唛头及编号一致。

第7栏：包装数量与种类：货物描述

明确注明出口产品的货物描述。货物描述应与发票上对出口产品的描述相一致。确切的描述有助于目的国海关当局对产品的快速清关。

第8栏：原产地标准

根据《亚太贸易协定》原产地规则第二条的规定，受惠产品必须是完全原产自出口成员国；若非出口成员国完全原产的产品，必须符合第三条或第四条。

1. 完全原产品：填写字母"A"。

2. 含有进口成分的产品：

（1）原产成分源自一个成员国的，填写字母"B"，并注明非原产成分占出口产品FOB价的百分比（注意本国原产成分至少占FOB价的45%），例如："B"50%。

（2）原产成分源自数个成员国的，填写字母"C"，并注明累计原产成分占出口产品离岸价的百分比（注意累计原产成分至少要占FOB价的60%），例如："C"60%。

3. 列入特定原产地标准的产品，填字母"D"。

第9栏：毛重或其他数量

注明证书所载产品的毛重或其他数量（如件数、千克）。

第 10 栏：发票号码与日期

注明发票的号码与日期。发票日期不得迟于证书的签发日期。

第 11 栏：出口人的声明

"出口人"指发货人，他既可以是贸易商也可以是制造商。注明生产国和进口国的国别、申报地点和申报日期。该栏必须由公司授权签字人签署。

第 12 栏：签证当局的证明

该栏由签证当局签署。

亚太贸易协定原产地证书实例

1. Goods consigned from (Exporter's business name, address, country)	Reference No,
	CERTIRICATE OF ORIGIN
	Asia – Pacific Trade Agreement
	(**Combined Declaration and Certificate**)
	Issued in The People's Republic of China (Country)
2. Goods consigned to (Consignee´s name, address, country)	3. For Official use
4. Means of transport and route	

5. Tariff item number	6. Marks and number of Packages	7. Number and kind of packages/description of goods	8. Origin criterion (see notes overleaf)	9. Gross weight or other quantity	10. Number and date of invoices:

11. Declaration by the exporter The undersigned hereby declares that the above details and statements are correct, that all the goods were produced in CHINA	12. Certificate It is hereby certified on the basis of control carried out, that the declaration by the exporter is correct.
(Country) and that they comply with the origin requirements specified for these goods in the Asia – Pacific Trade Agreement for goods exported to (Importing Country) Place and date, signature of authorized Signatory	Place and date, signature and Stamp of Certifying Authority

小知识

欧盟新规　强制规定纺织品附原产地标签

欧盟于 2012 年 5 月 8 日起正式实施纺织品标签新法规,对纺织纤维名称、纺织品标签内容和其他标记提出了新要求。

1. 纺织产品的标签须注明原产国,如果产品有包装,应在包装上注明。

2. 显示产品原产地的其他商业单证不能作为标签的替代。

3. 一件纺织品的纺纱、织造、整理或者缝制几个制造过程中至少有两个环节在欧盟生产,才被视为是原产于欧盟国家的纺织品。

4. 纺织品标签必须清楚显示是否含有如毛皮和皮革源自动物的非纺织品部分,如从第三国进口的产品,应强制规定附有原产地标签。(摘自中国检验检疫服务网)

小知识

目前 39 个对我国提供普惠制待遇的国家及代码

1. 欧盟 27 国

(1) 305	法国 France	(2) 303	英国 United Kingdom
(3) 306	爱尔兰 Ireland	(4) 304	德国 Germany
(5) 302	丹麦 Denmark	(6) 307	意大利 Italy
(7) 301	比利时 Belgium	(8) 309	荷兰 Netherlands
(9) 308	卢森堡 Luxembourg	(10) 310	希腊 Greece
(11) 312	西班牙 Spain	(12) 311	葡萄牙 Portugal
(13) 315	奥地利 Austria	(14) 330	瑞典 Sweden
(15) 318	芬兰 Finland	(16) 327	波兰 Poland
(17) 321	匈牙利 Hungary	(18) 350	斯洛文尼亚 Slovenia Rep
(19) 352	捷克 Czech Rep	(20) 353	斯洛伐克 Slovak Rep
(21) 334	爱沙尼亚 Estonia	(22) 335	拉脱维亚 Latvia
(23) 336	立陶宛 Lithuania	(24) 108	塞浦路斯 Cyprus
(25) 324	马耳他 Malta	(26) 359	保加利亚 Bulgaria
(27) 340	罗马尼亚 Romania		

2. 137　土耳其 Turkey

3.331　瑞士 Switzerland

4.326　挪威 Norway

5.116　日本 Japan

6.601　澳大利亚 Australia

7.609　新西兰 New Zealand

8.501　加拿大 Canada

9.344　俄罗斯 Russia

10.347　乌克兰 Ukraine

11.340　白俄罗斯 Byelorussia

12.341　哈萨克斯坦 Kazakhstan

13.423　列克教士登 Liechtenstein

5.2　外商投资财产鉴定的报检

外商投资财产包括外商投资企业及各种对外补偿贸易方式中，境外（包括港、澳、台地区）投资者以实物作价投资的，或外商投资企业委托国外投资者用投资资金从境外购买的财产（外商独资企业的外商投资财产除外）。

5.2.1　报检范围

1. 外商投资财产价值鉴定

（1）外商投资财产价值鉴定的内容包括外商投资财产的品种、质量、数量、价值和损失鉴定。

（2）品种、质量、数量鉴定是对外商投资财产的品名、型号、质量、数量、规格、商标、新旧程度及出厂日期、制造国别、厂家等进行鉴定。

（3）价值鉴定是对外商投资财产的现时价值进行鉴定。

2. 外商投资财产损失鉴定

损失鉴定是对外商投资财产因自然灾害、意外事故引起的损失的原因、程度，以及损失清理费用和残余价值的鉴定。

5.2.2　报检程序

提出申请——受理报检——签发入境货物通关单——放行——办理具体检验鉴定

手续——鉴定价值鉴定证书

1. 提出申请

报检人应向口岸或到达站检验检疫机构提出申请，口岸或到达站检验检疫机构审核其有关单据符合要求后受理其报检申请，并予以签发入境货物通关单供其或其代理人向海关办理通关手续。

2. 联系检验鉴定

（1）货物通关后，货主或其代理人应及时与检验检疫机构联系办理具体检验鉴定手续。

（2）货物通关后转运异地的，应及时与最终到货地检验检疫机构联系办理检验鉴定手续。

3. 签发鉴定的证书

检验检疫机构对鉴定完毕的外商投资财产签发价值鉴定证书，供企业到所在地会计师事务所办理验资手续。

5.2.3　报检应提供的单据

（1）报检时报检人按规定填写入境货物报检单并提供相关外贸单据：合同、发票、装箱单、提（运）单等。

（2）首次办理的企业应提供营业执照副本复印件、外商投资企业批准证书复印件、公司章程、进口财产明细表。

（3）若投资物涉及废、旧物品及许可证管理的物品应取得相应证明的文件。

5.3　进口商品残损鉴定的报检

5.3.1　鉴定范围

（1）法定检验的进口商品；

（2）法定检验以外的进口商品的收货人或者其他贸易关系人，发现进口商品质量不合格或残损、短缺，申请出证的；

（3）进口的危险品、废旧物品；

（4）实行验证管理、配额管理，并需由检验检疫机构检验的进口商品；

（5）涉嫌有欺诈行为的进口商品；

（6）收货人或者其他贸易关系人需要检验检疫机构出证索赔的进口商品；

（7）双边、多边协议协定，国际条约规定，或国际组织委托、指定的进口商品；

（8）相关法律、行政法规规定须经检验检疫检验的其他进口商品。

5.3.2 申报

1. 申报人

进口商品的收货人或者其他贸易关系人可以自行向检验检疫机构申请残损检验鉴定，也可以委托经检验检疫机构注册登记的代理报检企业办理申请手续。

2. 受理申报机构

（1）法定检验进口商品发生残损需要实施残损检验鉴定的，收货人应当向检验检疫机构申请残损检验鉴定；

（2）法定检验以外的进口商品发生残损需要实施残损检验鉴定的，收货人或者其他贸易关系人可以向检验检疫机构或者经国家质检总局许可的检验机构申请残损检验鉴定。

5.3.3 申报时间

1. 进口商品残损检验鉴定。进口商品发生残损或者可能发生残损需要进行残损检验鉴定的，进口商品的收货人或者其他贸易关系人应当向进口商品卸货口岸所在地检验检疫机构申请残损检验鉴定。

2. 进口商品在运抵进口卸货口岸前已发现残损或者其运载工具在装运期间存在、遭遇或者出现不良因素而可能使商品残损、灭失的，进口商品收货人或者其他贸易关系人应当在进口商品抵达进口卸货口岸前申请，最迟应当于船舱或者集装箱的拆封、开舱、开箱前申请。

 小知识

《进口商品残损检验鉴定管理办法》

《进口商品残损检验鉴定管理办法》是为加强进口商品残损检验鉴定工作，规范检验检疫机构和社会各类检验机构进口商品残损检验鉴定行为，维护社会公共利益和进口贸易有关各方的合法权益，促进对外贸易的顺利发展，根据《中华人民共和国进出口商品检验法》及其实施条例，以及其他相关法律、行政法规的规定制定的办法。（阅读第十六条至第二十条）

3. 进口商品在卸货中发现或者发生残损的，应当停止卸货并立即申请。

4. 进口商品发生残损需要对外索赔出证的，进口商品的收货人或者其他贸易关系人应当在索赔有效期届满 20 日前申请。

5.3.4 鉴定地点

进口商品有下列情形的，应当在卸货口岸实施检验鉴定：

（1）散装进口的商品有残损的；

（2）商品包装或商品外表有残损的；

（3）承载进口商品的集装箱有破损的。

5.4 综 合 应 用

一、判断题

1. 原产地证书，是指出口国（地区）根据原产地规则和有关要求签发的，明确指出该证中所列货物原产于某一特定国家（地区）的书面文件。（ ）

2. 货物生产过程中使用的能源、厂房、设备、机器和工具的原产地，以及未构成货物物质成分或者组成部件的材料和原产地，不影响该货物原产地的确定。（ ）

3. 出口商向智利出口一批货物 2 个月后，应智利进出口商要求，向我局签证机构申办中智证书 FORM F，并提供相关商业单证，我局签证机构可予办理并签发 FORM F 证书。（ ）

4. "实质性改造"是含有非原产成分产品取得原产产品资格的必要条件，各个国家给出的标准虽不相同，但主要可分为加工标准和百分比标准。（ ）

5. 无论是输往哪个国家，也无论是什么产品，只要其进出口成分的价值不超过产品的出厂价的40%，就视为已经过实质性的改造。（ ）

6. 所有出口到智利的产品都可以申办中国智利自贸区优惠原产地证书。（ ）

7. 《亚太贸易协定》的成员有中国、韩国、孟加拉国、斯里兰卡、印度、泰国和老挝。（ ）

8. 中国某企业向日本一进口商出口一批货物，该批货物的一部分零件来自日本，填写成本明细单时，这些来自日本的零件必须当作进口成分来计算。（ ）

9. 企业要申请某种产品的 FORM A 证书，该产品必须符合进口给惠国的原产地标准。（ ）

10. 在检验检疫局申请 FORM A 证书的企业，如出现更名、搬迁、终止协议、企业性质发生变化，应及时通知该局。（　　　）

二、单选题

1. FORM E 证书是属于（　　　）证书。

A. 专用原产地　　　　　　　　　　B. 普遍关税优惠原产地

C. 加工装配　　　　　　　　　　　D. 区域性优惠原产地

2. 下列（　　　）组国家是不符合签发普惠制证书的国家。

A. 英国、荷兰、德国、奥地利　　　B. 土耳其、波兰、希腊、俄罗斯

C. 比利时、瑞士、瑞典、美国　　　D. 西班牙、葡萄牙、日本、新西兰

3. 申请货物到英国的 C. O. 证书，证书第 8 栏应填（　　　）。

A. "W" 加 4 位数 H. S 编码　　　B. 4 位数 H. S 编码

C. 6 位数 H. S　　　　　　　　　D. "W"

4. 更改证书的存档留底资料须另附（　　　）。

A. 原证书副本复印件　　　　　　　B. 原证书副本

C. 原证书正本复印件　　　　　　　D. 原证书正本

5. 签往欧盟的普惠制证书有效期为自（　　　）之日起（　　　）个月有效。

A. 签发 10　　　　B. 签发 12　　　　C. 出运 10　　　　D. 出运 12

6. 某公司出口一批山东产苹果到欧盟，向签证机构申请 FORM A 证书，第 9 栏应填写（　　　）。

A. "W"　　　　　B. "P"　　　　　C. "F"　　　　　D. "Y"

7. 2008 年 10 月 1 日，（　　　）开始实施，这是我国与发达国家签署的首个自由贸易区协定。

A. 中国—东盟货物贸易协议　　　　B. 中国—智利自由贸易协定

C. 中国—新西兰自由贸易协定　　　D. 中国—巴基斯坦自由贸易协定

8. 出口泰国的青岛啤酒，可在检验检疫局办理（　　　）证书。

A. FORM E　　　　　　　　　　　B.《亚太贸易协定》优惠原产地证书

C. O　　　　　　　　　　　　　　D. 原产地标记

9. 我国较有代表性的进口财产鉴定业务有（　　　）。

A. 外商投资财产价值鉴定业务　　　B. 无形财产鉴定业务

C. 装船前检验业务　　　　　　　　D. 海关估价业务

10. 外商投资财产价值鉴定是对外商投资财产的（　　　）进行鉴定。

A. 使用价值　　　B. 发票价值　　　C. 市场价值　　　D. 现时价值。

三、多选题

1. 我国发证机构一般规定，申请一般原产地证书的企业，必须提供以下文件。

（　　　）

  A. 一般原产地证明书申请单　　　　B. 中华人民共和国原产地证明书

  C. 商业发票　　　　　　　　　　　D. 装箱单

  2. 给予中国出口制成品和半制成品普遍优惠制度的国家是（　　　）等。

  A. 比利时　　　　B. 荷兰　　　　C. 日本　　　　D. 加拿大

  3. 我国出口商可以向以下三大机构（　　　）或其下属机构申领原产地证明书。

  A. 中华人民共和国海关

  B. 中华人民共和国国家质量监督检验检疫总局

  C. 中国国际贸易促进委员会

  D. 中华人民共和国商务部

  4. 普惠制产地证明书主要有（　　　）。

  A. 格式 A　　　　B. 格式 59A　　　　C. 格式 APR　　　　D. 格式 NIL

  5. 外商投资财产鉴定包括（　　　）鉴定等。

  A. 价值　　　　B. 损失　　　　C. 品种　　　　D. 质量、数量

四、案例分析

  2014 年 5 月 8 日，广东省某牙刷生产企业擅自在一份普惠制产地证证书的第 8 栏打印上 "P"，后经当地检验检疫人员抽查发现，该批产品的原辅料有进口成分，证书上的第 8 栏不应为 "P" 而应为 "W" + HS 编码（四位）（选自中国检验检疫服务网案例选编）。

  请回答：

  1. 某牙刷生产企业擅自在含有进口成分的原辅料的普惠制产地证证书栏打上 "P" 可能导致哪些后果？

  2. 普惠制产地证对出口企业产品出口竞争力有何影响？

第 6 章

电子报检与转单

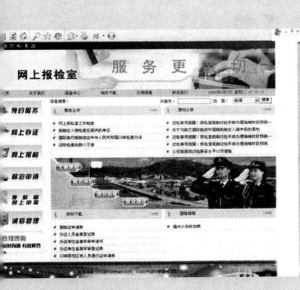

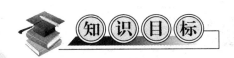

1. 了解我国出入境电子报检与电子转单的有关内容。
2. 了解我国实施电子报检的工作流程。
3. 了解出境货物换证凭条的使用条件。
4. 了解电子转单的类型及实施电子转单后的查验和更改。
5. 了解我国检验检疫绿色通道制度的相关规定。

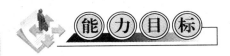

1. 能正确填制出入境电子报检登记申请表及办理货物报检手续。
2. 能正确填制出入境实施绿色通道制度申请书及办理相关手续。
3. 能独立办理电子报检的申请手续。

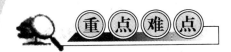

1. 实施电子报检的工作流程电子报检数据的审核及施检要求。
2. 实施电子报检的企业端电子报检要求。

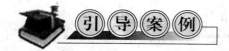

我国某公司出口一批货物到美国，公司按照有关规定办理了电子转单，但是突然接到消息，接运货物的船舶于海上触礁，不能按时到达，买方因急需这批货物遂与卖方协商将这批货物由其他船只承载。

请思考：

（1）在这种情况下，我方能否将电子转单的相关信息进行更改？

（2）在哪些情况下，出境口岸检验检疫机构可以对电子转单有关信息予以更改？

6.1 电子报检

随着我国对外贸易的迅速发展，出入境检验检疫机构受理出入境货物报检的工作量随之增加。为了提高出入境检验检疫工作效率，国家质检总局推行了"三电工程"，即"电子申报、电子监管、电子放行"，由入境货物电子报检、产地证电子签证和检验检疫系统内地与口岸的电子转单构成。"三电工程"的应用提高了工作效率，缩短了检验检疫周期，给进出口企业带来极大的便捷，有力地促进了我国对外经济贸易的发展。

6.1.1 电子报检的概念

电子报检是指报检人使用电子报检软件通过出入境检验检疫业务服务平台将报检数据以电子方式输给出入境检验检疫机构，经出入境检验检疫业务管理系统（CIQ2000）和检务人员处理后，将受理报检信息反馈报检人，实现远程办理出入境检验检疫报检的行为。电子报检实行自愿原则。

6.1.2 申请开通电子报检业务的手续

1. 申请开通电子报检的报检人应具备的条件

（1）遵守报检的有关管理规定；

（2）已在检验检疫机构办理报检人登记备案或注册登记手续；

（3）具有经检验检疫机构培训考核合格的报检员；

（4）具备开展电子报检的软硬件条件；

（5）在国家质检总局指定的机构办理电子业务开户手续。

2. 申请开通电子报检时应提供的材料

（1）在出入境检验检疫机构取得的报检人登记备案或注册登记证明文件；

（2）电子报检登记申请表；

（3）电子业务开户登记表。

出入境检验检疫机构应及时对开通申报业务的报检人进行审查。经审查合格的报检人可以开展电子报检业务。

6.1.3　实施电子报检的工作流程

1. 报检环节

（1）电子报检数据的审核

电子报检数据的审核采用"先机审，后人审"的程序进行。

第一，企业发送电子报检数据，电子审单中心按计算机系统数据规范和有关要求对数据进行自动审核，对不符合要求的，反馈错误信息；符合要求的，将报检信息传输给受理报检人员。

第二，受理报检人员人工进行再次审核，符合规定的将成功受理报检信息同时反馈报检单位和施检部门，并提示报检企业与相应的施检部门联系检验检疫事宜。

（2）提交报检单和随附单据

第一，出境货物受理电子报检之后，报检人应按受理报检信息的要求，在检验检疫机构施检时，提交报检单和随附单据。

第二，入境货物受理电子报检后，报检人应按受理报检信息的要求，在领取入境货物通关单时，提交报检单时，提交报检单和随附单据。

第三，电子报检人对已发送的报检申请需要更改或撤销报检时，应发送更改或撤销报检申请，检验检疫机构按有关规定处理。

2. 施检环节

报检企业接到报检成功信息后，按信息中心的提示与施检部门联系检验检疫。在现场检验检疫时，持报检软件打印的报检单和全套随附单据交施检人员审核，不符合要求的，施检人员通知报检企业立即更改，并将不符合情况反馈受理报检部门。

3. 计收费

计费由电子审单系统自动完成，接到施检部门转来的全套单据后，对照单据进行

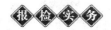

计费审核。报检单位逐票或按月缴纳检验检疫部门等有关费用。

4. 签证放行

签证放行由签证部门按规定办理。

6.1.4 企业端电子报检

1. 工作程序

企业端电子报检的工作程序是：

（1）报检（先机审，后人审）企业发送电子报检数据；

（2）电子审单中心自动审核；

（3）符合传给受理报检人员；

（4）人工审核；

（5）符合反馈给报检单位和施检部门；

（6）受理报检；

（7）施检；

（8）计收费用；

（9）签证放行。

2. 企业端电子报检要求

通过企业端专业软件报检，该形式是在电子报检推广初期向企业推荐的。

（1）企业在电脑上安装经国家质检总局测评认可的电子申报企业端软件。

（2）打开该软件，输入企业管理相关报检信息，将信息发至因特网，检验检疫电子业务服务平台将收到的数据转给检验检疫局，经我国出入境检验检疫局审核，生成正式报检号。

（3）企业接受回执，报检成功。该种形式需企业购买电脑，客户端软件，接入宽带，一次性投入费用较大，对业务量大、条件尚可的企业适合。

 网络链接

> 了解货物报检网上申报系统可链接：
> 中国检验检疫电子业务网 www.eciq.cn

6.2 电 子 转 单

6.2.1 电子转单的概念

电子转单指通过系统网络，将产地和口岸检验检疫机构的相关信息相互连通，出境货物经产地检验检疫机构将检验检疫合格后的相关电子信息传输到出境口岸检验检疫机构，入境货物经入境口岸检验检疫机构签发入境货物通关单后，其相关电子信息传输到目的地检验检疫机构实施检验检疫的监管模式。

6.2.2 电子转单的类型

1. 入境电子转单

（1）对经入境口岸办理通关手续，需到目的地实施检验检疫的货物，口岸检验检疫机构通过网络，将相关信息传输到电子转单中心。入境货物电子转单传输内容包括报检信息、签证信息及其相关信息。

（2）经入境口岸检验检疫机构以书面方式向入境检验检疫关系人提供报检单号、转单号及密码等。

（3）目的地检验检疫机构应按时接收国家质检总局电子转单中心转发的相关电子信息，并反馈接收情况信息。

（4）入境检验检疫关系人应凭报检单号、转单号及密码等，向目的地检验检疫机构申请实施检验检疫。

（5）目的地检验检疫机构根据电子转单信息，对入境检验检疫关系人未在规定期限内办理报检的，将有关信息通过国家质检总局电子转单中心反馈给入境口岸检验检疫机构。入境口岸检验检疫机构应按时接收电子转单中心转发的上述信息，并采取相关的处理措施。

2. 出境电子转单

（1）产地检验检疫机构检验检疫合格后，应及时通过网络将相关信息传输到电子转单中心。出境货物电子转单传输内容包括报检信息、签证信息及其他相关信息。

（2）由产地检验检疫机构向出境检验检疫关系人以书面方式提供报检单号、转单号及密码等。

（3）出境检验检疫关系人凭报检单号、转单号及密码等到出境口岸检验检疫机构申请出境货物通关单。

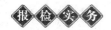

（4）出境口岸检验检疫机构应出境检验检疫关系人的申请，提取电子转单信息，签发出境货物通关单，并将处理信息反馈给电子转单中心。

（5）按《口岸查验管理规定》需核查货证的，出境检验检疫关系人应配合出境口岸检验检疫机构完成检验检疫工作。

3. 暂不实施电子转单的情况

有下列情况之一者，暂不实施电子转单：

（1）出境货物在产地预检的；

（2）出境货物出境口岸不明确的；

（3）出境货物需到口岸报批的；

（4）出境货物按规定需在口岸检验检疫并出证的；

（5）其他按有关规定不适用电子转单的。

4. 实施电子转单后的查验和更改

（1）查验

按《口岸查验管理规定》需核查货证的，报检单位应配合出境口岸检验检疫机构完成检验检疫工作。除出口活动物、重点检查有关名单企业申报的货物以及国家质总局确定的货物等必须逐批核查货证外，其他货物的口岸查验核查货证的比例为申报查验批次的 1%～3%。

（2）更改

产地检验检疫机构签发完"转单凭条"后需进行更改的，按《出入境检验检疫报检规定》的有关规定办理。应报检人和产地检验检疫机构要求，在不违反有关法律法规及规章的情况下，出境口岸检验检疫机构可以根据下列情况对电子转单有关信息予以更改：

第一，对运输造成包装破损或短装等原因需要减少数（重）量的；

第二，需要在出境口岸更改运输工具名称、发货日期、集装箱规格及数量等有关内容的；

第三，申报总值按有关比重换算或变更申报总值幅度不超过10%的；

第四，经口岸检验检疫机构和产地检验检疫机构协商同意更改有关内容的。

6.3 绿色通道制度

为了进一步加快口岸通关速度，方便出口货物通关放行，促进出口，国家质检总局推出检验检疫绿色通道制度（以下简称绿色通道制度）。

6.3.1 申请实施绿色通道制度的企业应当具备的条件

（1）具有良好信誉，诚信度高，年出口额 500 万美元以上；

（2）已实施 ISO9000 质量管理体系，获得相关机构颁发的生产企业质量体系评审合格证书；

（3）出口货物质量长期稳定，2 年内未发生过进口国质量索赔和争议；

（4）1 年内无违规报检行为；2 年内未受过检验检疫机构行政处罚；

（5）根据国家质检总局有关规定实施生产企业分类管理的，应当属于一类或者二类企业；

（6）法律法规及双边协议规定必须使用原产地标记的，应当获得原产地标记注册；

（7）国家质检总局规定的其他条件。

6.3.2 申请企业要求

（1）遵守出入境检验检疫法律法规和《出入境检验检疫报检规定》；

（2）采用电子方式进行申报；

（3）出口货物货证相符、批次清楚、标记齐全，可以实施封识的必须封识完整；

（4）产地检验检疫机构检验检疫合格的出口货物在运往口岸过程中，不发生换货、调包等不法行为；

（5）自觉接受检验检疫机构的监督管理。

申请实施绿色通道制度的企业，应当到所在地检验检疫机构填写《实施绿色通道制度申请书》，同时提交申请企业的 ISO9000 质量管理体系认证证书（复印件）及其他有关文件。

6.3.3 实行绿色通道放行的出口产品的检验与验放要求

（1）实施绿色通道制度的自营出口企业，报检单位、发货人、生产企业必须一致。

（2）实施绿色通道制度的经营性企业，报检单位、发货人必须一致，其经营的出口货物必须由获准实施绿色通道制度生产企业生产。

（3）检验检疫机构工作人员在受理实施绿色通道制度企业电子报检时，应严格按照实施绿色通道制度的要求进行审核。对不符合有关要求的，在给企业的报检回执中应予以说明。

（4）产地检验检疫机构加强对实施绿色通道制度出口货物的报检单据和检验检疫

单据的审核，对符合条件的，以电子转单方式向口岸检验检疫机构发送通关数据，在实施转单时，输入确定的报关口岸代码并出具"出境货物换证凭条"。

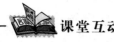 **课堂互动**

如何区别电子报检、电子通关、电子转单三个不同的概念？

（5）对于实施绿色通道制度的企业，口岸检验检疫机构应严格审查电子转单数据中实施绿色通道制度的相关信息；对于审查无误的，不需查验，直接签发出境货物通关单。

实施绿色通道制度的企业在口岸对有关申报内容进行更改的，口岸检验检疫机构不按绿色通道制度的规定予以放行。

6.4 综 合 应 用

一、判断题

1. 在目前阶段，国家质检总局和海关总署开发采用的"电子通关单联网核查"系统，还需同时校验纸质的通关单据。（   ）

2. 电子报检人可以使用任一电子报检软件进行电子报检。（   ）

3. 实施电子报检后，全部由计算机系统审核，不需进行人工审核。（   ）

4. 电子报检人对已发送的报检申请需更改或撤销报检时，应发送更改或撤销报检申请。（   ）

5. 电子通关方式不仅加快了通关速度，还有效控制了报检数据与报关数据不符问题的发生，同时能有效遏制不法分子伪造、变造通关证单的不法行为。（   ）

6. 采用网络信息技术，将检验检疫机构签发的出入境通关单的电子数据传输到海关计算机业务系统，海关将报检报关数据比对确认相符合，予以放行，这种通关形式叫电子通关。（   ）

7. 电子报检是指报检人使用电子报检软件通过检验检疫电子业务服务平台，将报检数据以电子方式传输给检验检疫机构，经检验检疫业务管理系统和检务人员处理后，将受理报检信息反馈报检人，实现远程办理出入境检验检疫报检的行为。（   ）

8. 电子报检，对报检数据的审核是采取"先人审，后机审"的程序进行。（   ）

二、单选题

1. 电子报检是指实现（　　　）出入境检验检疫报检的行为。

A. 远程办理　　　　　B. 电子办理　　　　　C. 网络办理　　　　　D. 计算机办理

2. 出境货物受理电子报检后，报检人应按受理报检信息的要求，在（　　　）时，提交报检单和随附单据。

A. 检验检疫机构施检　　　　　　　　B. 领取《出入境货物通关单》

C. 发送报检申请　　　　　　　　　　D. 持报检软件打印

3. 入境货物受理电子报检后，报检人应按受理报检信息的要求，在（　　　）时，提交报检单和随附单据。

A. 检验检疫机构施检　　　　　　　　B. 领取出入境货物通关单

C. 发送报检申请　　　　　　　　　　D. 持报检软件打印

4. 目前，实施快速核放的产品主要是（　　　）。

A. 质量较稳定的工业产　　　　　　　B. 农业产品

C. 出口食品　　　　　　　　　　　　D. 出境化妆品

5. 出境口岸检验检疫机构应出境货物的货主或其代理人的申请，提取电子转单信息后，签发（　　　）。

A. 入境货物通关单　　　　　　　　　B. 出境货物换证凭单

C. 入境货物换证凭单　　　　　　　　D. 出境货物通关单

三、多选题

1. 国家质检总局推行的"三电工程"包括（　　　）。

A. 企业与检验检疫机构的电子申报

B. 检验检疫机构内地与口岸的电子转单

C. 检验检疫机构与海关间的电子通关

D. 国家质检总局与海关间的电子政务

2. 下列属于申请电子报检的报检企业应具备的条件有（　　　）。

A. 遵守报检的有关管理规定

B. 已在检验检疫机构办理报检单位登记备案或注册登记手续

C. 具备开展电子报检的软硬件条件和经检验检疫机构培训考核合格的报检员

D. 在国家质检总局指定的机构办理电子业务开户手续

3. 下列属于暂不实施电子转单情况的是（　　　）。

A. 出境货物在产地预检的

B. 出境货物出境口岸不明确的

C. 出境货物需到口岸并批的

D. 出境货物按规定需在口岸检验检疫并出证的

4. 报检单位申请电子报检时应提供的资料包括（　　）。

A. 报检单位备案或注册登记证明复印件

B. 电子报检登记申请表

C. 电子业务开户登记表

D. 报检单位营业执照复印件

5. 申请实施绿色通道制度的企业应具备的条件包括（　　）。

A. 具有一定的生产规模，年出口货物报检量在 1000 批次以上

B. 出口货物质量长期稳定，2 年内未发生过进口国质量索赔和争议

C. 1 年内无违规报检行为

D. 2 年内未受过检验检疫机构行政处罚

四、案例分析

广州某代理报检公司为本市一家合资企业代理一批从瑞士进口设备的报检业务，该代理公司拟利用电子报检企业端软件进行远程电子预录入，请回答：

1. 该代理公司的做法是否妥当？为什么？

2. 首次申请开通电子报检时应提供哪些材料？

第 7 章

签证与放行

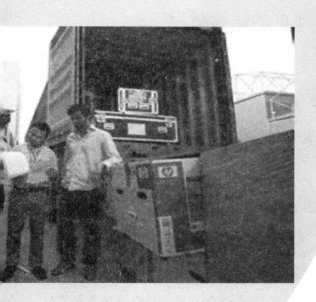

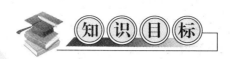

1. 了解检验检疫签证、放行的规定。
2. 了解检验检疫证单的签发程序。
3. 了解检验检疫证单的法律效用。
4. 了解检验检疫证单种类和使用范围的有关知识。

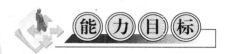

能正确办理检验检疫的签证申请与放行程序。

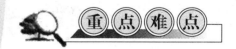

检验检疫证单种类和使用范围。

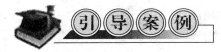

引导案例

　　我国 A 公司和美国 B 公司签订茶叶出口合同，A 公司向 B 公司出口 9000 箱茶叶，对方如期开来信用证。由于我方业务员疏忽没有注意到合同和信用证中均要求卖方提供两份正本检验检疫证书，而一般情况下检验检疫机构只签发一份。

　　请思考：

　　（1）简要说明上述案例中检验检疫证书的作用。

　　（2）我方能否申请签发两份正本检验检疫证书？

7.1　检验检疫证单的法律效用

7.1.1　出入境货物通关的重要凭证

　　（1）凡列入《出入境检验检疫机构实施检验检疫的进出口商品目录》范围内的进出口货物（包括转关运输货物），海关一律凭货物报关地出入境检验检疫机构签发的入境货物通关单或出境货物通关单验放。

　　（2）对未列入《出入境检验检疫机构实施检验检疫的进出口商品目录》范围的进出口货物，国家法律、法规另有规定须实施检验检疫的，海关亦凭检验检疫机构签发的入境货物通关单或出境货物通关单验放。

　　（3）有些出境货物，尤其是涉及社会公益、安全、卫生、检疫、环保等方面的货物，入境国家的海关将依据该国家法令或政府规定的要求，凭检验检疫机构签发的证单（包括品质、植检、兽医、健康卫生、熏蒸消毒等证书）作为通关验放的重要凭证。

7.1.2　海关征收和减免关税的有效凭证

　　（1）有些国家海关在征收进出境货物关税时，经常依据检验检疫证单上的检验检疫结果作为海关据以征税的凭证。以检验检疫证单作为把关或计收关税的凭证。

　　（2）对到货后因发货人责任造成的残损、短缺或品质等问题的入境货物，发生换货、退货或赔偿等现象时往往涉及到免征关税或退税。检验检疫机构签发的证书可作为通关免税或者退税的重要凭证。

（3）检验检疫机构签发的产地证书是进口国海关征收或减免关税的有效凭证。一般产地证是享受最惠国税率的有效凭证，普惠制产地证是享受给惠国减免关税的有效凭证。

7.1.3　履行交接、结算及进口国准入的有效证件

（1）检验检疫机构所签发的各种检验检疫证书是作为交接的凭证。

（2）检验检疫证书是双方结算货款的凭证。

（3）有的国家法令或政府规定要求，某些入境货物需凭检验检疫机构签发的证书方可进境。

7.1.4　议付货款的有效证件

在国际贸易中，签约中的买方往往在合同和信用证中规定，以检验检疫证书作为交货付款的依据之一。

7.1.5　明确责任的有效证件

承运人或其他贸易关系人申请检验检疫机构证明出入境货物的积载情况、验舱、舱口检视、水尺计重、证明液体商品温度和密度、签封样品、对冷藏舱检温、冷冻货检温等，当发生商务纠纷或争议时，检验检疫证书是证明事实状态、明确责任的重要凭证。

7.1.6　办理索赔、仲裁及诉讼的有效证件

（1）向卖方提出索赔或换货、退货

对入境货物，经检验检疫机构检验检疫发现残损、短少或与合同、标准不符的，买方在合同规定的索赔有效期限内，凭检验检疫机构签发的检验证书，向卖方提出索赔或换货、退货。属保险人、承运人责任的，也可以凭检验检疫机构签发的检验证书提出索赔。

（2）有关方面也可以依据检验检疫机构签发的证书进行仲裁。

（3）检验检疫证书在诉讼时是举证的有效证明文件。

7.1.7 办理验资的有效证明文件

价值鉴定证书是证明投资各方投入财产价值量的有效依据。

7.2 检验检疫证单的种类

7.2.1 检验检疫证书

证书类证单分为出境货物检验类、出境货物卫生类、出境兽医类、出境动物检疫类、植物检疫类、运输工具检疫类、检疫处理类、国际旅行健康类、入境货物检验检疫类、空白证书类等类别。

1. 出境货物检验类

（1）检验证书：适用于出境货物（含食品）的品质、规格、数量、重量、包装等检验项目；

（2）生丝品级及公量证书：适用于证明生丝的品质及公量；

（3）捻线丝品级及公量证书：适用于证明捻线丝的品质及公量；

（4）绢丝品质证书：适用于证明绢丝的品质；

（5）双宫丝品级及公量证书：适用于证明双宫丝的品质及公量；

（6）初级加工丝品质及重量证书：适用于证明初级加工丝的品质及重量；

（7）柞蚕丝品级及公量证书：适用于证明柞蚕丝的品级及公量；

（8）啤酒花证书：适用于输往欧盟的啤酒花（注：此证书只有部分检验检疫机构可以签发）。

2. 出境货物卫生类

（1）卫生证书：适用于经检验符合卫生要求的出境食品以及其他需要实施卫生检验的货物；

（2）健康证书：适用于食品以及用于食品加工的化工产品、纺织品、轻工产品等与人、畜健康有关的出境货物。

3. 出境兽医类

兽医卫生证书：适用于符合输入国家或地区与中国有检疫规定、双边检疫协定以及贸易合同要求的出境动物产品。

（1）兽医卫生证书（格式1）：适用于输往俄罗斯的牛肉；

（2）兽医卫生证书（格式 2）：适用于输往俄罗斯的猪肉；

（3）兽医卫生证书（格式 3）：适用于输往俄罗斯的动物性原料等；

（4）兽医卫生证书（格式 4）：适用于输往俄罗斯的禽肉等。

4. 出境动物检疫类

动物卫生证书：适用于

（1）符合输入国家或者地区与中国有检疫规定、双边检疫协定以及贸易合同要求的出境动物；

（2）出境旅客携带的符合检疫要求的伴侣动物；

（3）符合检疫要求的供港澳动物。

5. 植物检疫类

（1）植物检疫证书：适用于符合输入国家或地区以及贸易合同签订的检疫要求的出境植物、植物产品以及其他检疫物（指植物性包装铺垫材料、植物性废弃物等）；

（2）植物转口检疫证书：适用于从输出方运往中国并经中国转口到第三方（包括到港、澳、台等地区）的符合相关检疫要求的植物、植物产品以及其他检疫物。

6. 运输工具检疫类

（1）船舶入境卫生检疫证：适用于入境卫生检疫时没有染疫的或不需要实施卫生处理的国际航行船舶；

（2）船舶入境检疫证：适用于入境卫生检疫时，需实施某种卫生处理或离开本港后应继续接受某种卫生处理的国际航行船舶；

（3）交通工具卫生证书：适用于申请电讯卫生检疫的交通工具，包括船舶、飞机、火车等；

（4）交通工具出境卫生检疫证书：适用于出境交通运输工具的卫生检疫；

（5）除鼠证书/免予除鼠证书：除鼠证书用于船舶实施鼠患检查后，发现鼠患并进行除鼠的情况；免予除鼠证书用于船舶实施鼠患检查后，未发现鼠患亦未采取任何除鼠措施的情况；

（6）运输工具检疫证书：适用于①经动植物检疫合格的出入境交通运输工具；②经卫生检疫合格的入境运输工具，如飞机、火车等。

7. 检疫处理类

（1）熏蒸/消毒证书：适用于经检疫处理的出入境动植物及其产品、包装材料、废旧物品、邮寄物、装载容器（包括集装箱）及其他需检疫处理的物品等；

（2）运输工具检疫处理证书：适用于对出入境交通运输工具熏蒸、消毒、除虫（含灭蚊），包括对交通运输工具员工及旅客用食品、饮用水以及运输工具的压舱水、垃圾、污水等项目实施检疫处理。

8. 国际旅行健康类

（1）国际旅行健康检查证明书：适用于出境人员的健康检查。凡申请出境居住一

年以上的中国籍人员，必须持有此证明；

（2）国际预防接种证书：适用于对国际旅行人员的预防接种。

9. 入境货物检验检疫类

（1）检验证书：适用于①经检验不合格要求索赔的货物；②报检人要求或交接、结汇、结算需要的情况；

（2）卫生证书：适用于①经卫生检验合格的入境食品、食品添加剂；②卫生检验不合格而要求索赔的入境食品、食品添加剂；

（3）兽医卫生证书：适用于经检疫不符合我国检疫要求的入境动物产品；

（4）动物检疫证书：适用于经检疫不符合我国检疫要求的入境动物；

（5）植物检疫证书：适用于经检疫不符合我国检疫要求的入境植物、植物产品、植物性包装铺垫材料、植物性废弃物、土壤、毒种、菌种、生物材料等。

10. 空白证书类

（1）空白证书（格式1）：适用于规定格式以外的品质检验、鉴定等证书，如品质证书、重/数量证书、外商投资财产价值鉴定证书、冷藏车检验证书、输美陶瓷证书等。

（2）空白证书（格式2）：适用于规定格式以外的涉及卫生检疫、食品卫生检验、动植物检疫等证书，如卫生证、健康证、兽医证、农残证、奶槽车检验证书、冷藏车检验证书等。

（3）空白证书（格式3）：适用于需要正反面打印的证书，如输欧盟水产品和肠衣的卫生证书等。

11. 其他

"证书续页"：适用于多页证书的情况。

7.2.2 检验检疫凭单

凭单类证单分为申请单类、通关类、结果类、通知类、凭证类等类别。

1. 申请单类

（1）入境货物报检单：适用于对入境货物（包括废旧物品）、包装铺垫材料、装载法定检验检疫货物的集装箱，以及外商投资财产鉴定的申报；

（2）出境货物报检单：适用于对出境货物（包括废旧物品）、包装铺垫材料、装载法定检验检疫货物的集装箱等的申报；

（3）出境货物运输包装检验申请单：适用于对出境货物运输包装性能检验和危险货物包装使用鉴定的申请；

（4）航海健康申报书：适用于出入境船舶船方向口岸检验检疫机构提供的书面健

康报告；

（5）压舱水申报单：适用于国际航行船舶在入境时船方就压舱水装载和排放情况向口岸检验检疫机构的申报；

（6）船舶鼠患检查申请书：适用于出入境船舶鼠患检查的申请；

（7）入境检疫申明卡：适用于入境旅客健康申明和携带物的申报；

（8）预防接种申请书：适用于预防接种的申请；

（9）更改申请书：适用于报检人申请更改、补充或重发证书以及撤销报检等情况；

（10）出/入境集装箱报检单：适用于出入境空集装箱和装载非法定检验检疫货物的集装箱检验检疫的申报。

2. 通关类

（1）入境货物通关单（二联）：适用于在本地报关并实施检验检疫的入境货物的通关，包括调离海关监管区，此单仅供通关用。

（2）入境货物通关单（四联）：适用于在本地报关，由异地检验检疫的入境货物的通关，包括调离海关监管区，此单仅供通关用。其第2、第3、第4联名称为入境货物调离通知单，可单独使用，对动植物及其产品，可作为运递证明。

（3）出境货物通关单：适用于国家法律、行政法规规定必须经检验检疫合格的出境货物（包括废旧物品、集装箱、包装铺垫材料等）的通关。此单也是检验检疫机构对出境货物的放行单。

（4）尸体/棺柩/骸骨/骨灰入/出境许可证：尸体、棺柩、骸骨、骨灰经检查符合卫生要求并准予出/入境的凭证。

3. 结果类

（1）进口机动车辆随车检验单：适用于进口机动车辆的检验，每车一单；

（2）出境货物运输包装性能检验结果单：适用于经检验合格的出境货物包装性能检验；

（3）出境危险货物包装容器使用鉴定结果单：适用于证明包装容器适合装载出境的危险货物；

（4）集装箱检验检疫结果单：适用于①装运出口易腐烂变质食品、冷冻品集装箱的适载检验以及装载其他法定检验检疫货物集装箱的检验；②出入境集装箱的卫生检疫和动植物检疫；

（5）放射监测/处理报告单：适用于对放射性物质实施的监测或处理。

4. 通知类

（1）入境货物检验检疫情况通知单：适用于①入境货物分港卸货或集中卸货分拨数地的检验检疫情况通知；②进境成套设备数量清点以后同意安装调试等。

（2）检验检疫处理通知书：适用于①对运输工具（含饮用水、压舱水、垃圾和污

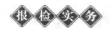

水等）、集装箱、邮寄物、货物的检疫处理以及放射性检测；②对入境废旧物品进行检疫处理；③食品经检验检疫不合格，须进行检验检疫处理。

（3）出境货物不合格通知单：适用于经检验检疫不合格的出境货物、包装等；

（4）提请提前出境书，适用于境外人员被发现有限制入境的疾病时签发，以通知和协同有关部门令其限期出境。

5. 凭证类

（1）入境货物检验检疫证明：适用于经检验检疫后同意销售、使用或安装调试的法定检验检疫入境货物（食品、食品添加剂等暂用卫生证书），作为入境货物检验检疫合格准予销售或使用的凭证，也是检验检疫机构对入境货物的放行单。

（2）进口机动车辆检验证明：适用于进口机动车辆换领行车牌证。

（3）出境货物换证凭单：适用于①对未正式成交的经预验符合要求的货物；②产地检验检疫合格，口岸查验换证（单）的出境货物，此单仅用于检验检疫系统内部的换证。

（4）抽/采样凭证：适用于检验检疫机构抽取/采集样品时向被抽/采样单位出具的凭证。

（5）出入境人员携带物留检/处理凭证：适用于对出入境旅客携带动植物及其产品的留检处理。

（6）国际旅行人员留验/隔离证明：适用于对染疫人签发隔离证书及对染疫嫌疑人签发留验证书。

（7）境外人员体格检查记录验证证明：适用于对外籍人士、港澳台人员、华侨和非居住在中国境内的中国公民在境外经体格检查后所出具的体格检查记录的验证，合格者签发此证。

（8）预防接种禁忌证明：适用于出入境人员需实施预防接种而其本人又患有不适于预防接种之禁忌症者。

7.2.3 监管类

监管类证单分为：
（1）动植物检疫审批类；
（2）卫生检疫类；
（3）口岸卫生监督类；
（4）食品、化妆品监管类；
（5）检验监管类等类别。

7.3 检验检疫证单的签发和放行

检验检疫证单的签发，由于其具有明确的法律效用，因此必须符合国家有关法律、法规以及国际惯例的有关规定和要求。报检人对签发有关检验检疫单的规定、要求和具体做法应该熟悉了解。

7.3.1 签发

1. 签发程序

检验检疫证单的签发程序包括：审核、制证、校对、签署和盖章、发证/放行等环节。各检验检疫施检部门完成负责施检过程中的抽样记录、检验检疫结果的记录、拟稿等环节。

（1）审核证单稿全套单据、缮制的各种证单、经过校对的证单以及最后签署盖章和发证，在检务部门完成；

（2）检务部门自收到施检部门的证单稿后，出境签证须在 2 个工作日内完成；入境签证须在 5 个工作日内完成，特殊情况除外。

2. 证书文字

（1）检验检疫证书应使用国家质检总局制定或批准的格式，分别使用英文、中文、中英文合并签发。

（2）报检人有特殊要求使用其他语种签证的，应由申请人提出申请，经审批后予以签发。

（3）入境货物索赔的证书使用中英文合并签发，根据需要也可使用中文签发。

3. 证书文本

（1）一般情况下，检验检疫机构只签发一份正本。

（2）特殊情况下，合同或信用证要求两份或两份以上正本，且难以更改合同或信用证的，经审批同意，可以签发，但应在第二份证书正本上注明"本证书是×××号证书正本的重本"。

4. 签证日期和有效期

（1）检验检疫机构签发的证单一般以验讫日期作为签发日期。

（2）出境货物的出运期限及有关检验检疫证单的有效期：

第一，一般货物为 60 天；

第二，植物和植物产品为 21 天，北方冬季可适当延长至 35 天；

第三，鲜活类货物为 14 天；

第四，交通工具卫生证书用于船舶的有效期为 12 个月，用于飞机列车的有效期为 6 个月，除鼠/免于除鼠证书为 6 个月；

第五，国际旅行健康证明书有效期为 12 个月，预防接种证书的有效时限参照有关标准执换证凭单以标明的检验检疫有效期为准；

第六，信用证要求装运港装船时检验，签发证单日期为提单日期 3 天内签发（含提单日）。

7.3.2 检验检疫证单有关栏目的填写要求

（1）货物品名：货物名称必须填写具体的名称，不得填写笼统的商品类。

（2）报检数量/重量：填写重量时，应注意净重、毛重或以毛重作净重。一般以净重填写，如填写毛重，或以毛重作净重则需注明。

（3）包装种类和数量：指本批货物运输包装的种类及件数。散装的要注明"散装"。如采用木质包装，应详细列明。

（4）标记及号码：没有标记的填写"N/M"，或注明"散装""裸装"。标记太多填写不下，或有计算机无法绘制的图案时，报检人应提供标记的样张。

（5）启运地：指装运该批货物出/入境的交通工具的启运地点。出境的原则上填写启运城市名称；入境的按进口提单所列的启运地点填写。

7.3.3 检验检疫证单的更改、补充与重发

在检验检疫机构签发检验检疫证单后，报检人要求更改或补充内容的，应向原证书签发检验检疫机构提出申请，经检验检疫机构核实批准后，按规定予以办理。任何单位或个人不得擅自更改检验检疫证书内容，伪造或变更检验检疫证书属于违法行为。

1. 补充证书

报检人需要补充证书内容时，应办理申请手续，填写更改申请单，并出具书面证明材料，说明要求补充的理由，经检验检疫机构核准后据实签发补充证书。补充证书与原证书同时使用时有效。

2. 更改证书

报检人申请更改证单时，应将原证书退回，填写更改申请单，书面说明更改的原因及要求，并附有关函电等证明单据。品名、数（重）量、检验检疫结果、包装、发货人、收货人等重要项目更改后与合同、信用证不符的，或者更改后与输出、输入国家法律法规规定不符的，均不能更改。

3. 重发证书

申请人在领取检验检疫证书后，因故遗失或损坏，应提供经法人代表签字、加盖公章的书面说明，并在检验检疫机构指定的报纸上声明作废。经原发证的检验检疫机构审核批准后，方能重新补发证书。

7.3.4 放行

1. 放行的概念和依据

（1）放行的概念

放行是检验检疫机构对法定检验检疫的出入境货物出具规定的证件，表示准予出入境并由海关监管验放的一种行政执法行为。

（2）放行依据

第一，对于法定检验检疫的出入境货物，海关凭报关地检验检疫机构签发的入境货物通关单和出境货物通关单验放。

第二，对于入境运输工具，符合卫生检疫要求的，检验检疫机构签发运输工具检验检疫证书予以放行，经卫生处理的，签发检疫处理证书放行。

第三，对入境人员，经检验检疫机构查验入境人员填报的入境检疫申明卡后放行。

2. 放行的类型

（1）入境货物的放行

第一，入境货物在入境口岸本地实施检验检疫的，签发入境货物通关单（二联）；

第二，入境货物需先在口岸放行、后在实施异地检验检疫的，签发入境货物通关单（四联）。

（2）出境货物的放行

第一，在本地报关的出境货物，经检验检疫合格后，签发出境货物通关单（二联）；

第二，产地检验检疫，产地放行：要有对外贸易合同、信用证、发票、装箱单是否齐全；出境货物通关单、检验检疫有关证书与外贸的相关单据是否一致（证证相符），以及检验检疫签发的所有证单与出境货品的品质、数/重量、包装等是否一致（货证相符）。

第三，产地检验检疫，口岸查验放行：属于产地检验检疫而由口岸查验放行的：要有对外贸易合同、信用证、发票、箱单、产地检验检疫机构出具的出境货物换证凭单，经口岸查验合格，以出境货物换证凭单换取出境货物通关单。

第四，对输往特殊国家的木质包装，应该先办理具有出境木质包装除害处理结果单，凭出境木质包装除害处理结果单办理出境货物通关单。海关对木质包装也须应有出境货物通关单。

3. 木制包装的放行

（1）出境木制包装

输往美国、加拿大、巴西、澳大利亚等国和欧盟带有木质包装的货物。海关凭检验检疫机构签发的出境货物通关单验放。

第一，检验检疫机构根据出境木制包装除害处理结果单出具出境货物通关单，放行时进行核销。

第二，木制包装货物装盛的货物属于《出入境检验检疫机构实施检验检疫的进出境商品目录》内的，与货物一并放行。

第三，木制包装盛装的货物不属于《出入境检验检疫机构实施检验检疫的进出境商品目录》内的，检验检疫机构根据出境木制包装除害处理结果单出具出境货物通关单，并在通关单备注栏注明"仅供木制包装"，数量栏注明木制包装数量单位。

第四，2005 年 9 月 1 日起，出境木制包装必须具有 IPPC 标识才能放行。

（2）入境木制包装

第一，木制包装货物装盛的货物属于《出入境检验检疫机构实施检验检疫的进出境商品目录》内的，与货物一并放行。（这一点是相同的）

第二，木制包装盛装的货物不属于《出入境检验检疫机构实施检验检疫的进出境商品目录》内的，检验检疫机构根据出境木制包装除害处理结果单出具出境货物通关单，并在通关单备注栏注明"仅供木制包装"，数量栏注明木制包装数量单位。

第三，美国、日本、韩国、欧盟输往我国的不属于《出入境检验检疫机构实施检验检疫的进出境商品目录》内的货物，非木制包装的，海关凭检验检疫机构签发的出境货物通关单验放，并在备注栏注明"先通关，后对外包装进行查验"。

第四，2005 年 9 月 1 日起，出境木制包装必须具有 IPPC（国际植物保护公约组织）标识才能放行。

4. 出境货物通关单的有效期

出境货物通关单的有效期，因商品不同有所区别。

（1）一般货物为 60 天；

（2）植物和植物产品为 21 天，北方冬季可适当延长至 35 天；

（3）鲜活类货物一般为 14 天，检验检疫机构有其他规定的，以出境货物通关单标明的有效期为准；

（4）出境货物通关单超过有效期的，海关不予放行。

5. 对未列入《出入境检验检疫机构实施检验检疫的进出境商品目录》出入境货物的放行

（1）对进口可再利用的废物原料，海关凭检验检疫机构签发的入境货物通关单验放。

（2）对进口旧机电产品，海关凭检验检疫机构签发的入境货物通关单验放。

（3）对出口纺织品标识查验，海关凭检验检疫机构签发的出境货物通关单验放。

（4）进口货物发生短少、残损或其他质量问题，对外索赔的赔付货物。海关凭检验检疫机构签发的用于索赔的检验证书副本验放。

（5）出入境的尸体、棺柩、骸骨、骨灰等的入出境，海关凭检验检疫机构签发的尸体/棺柩/骸骨/骨灰入/出境许可证验放。

（6）除上述情况外，其他未列入《出入境检验检疫机构实施检验检疫的进出境商品目录》的，但国家有关法律法规明确由出入境检验检疫机构负责检验检疫的货物和特殊物品的通关，海关一律凭检验检疫机构签发的入境货物通关单或出境货物通关单验放。

 网络链接 ▶▶▶

了解检验检疫证单证单的更改、补充与重发可链接：
中国检验检疫服务网 http://www.ciqcid.com

7.4　综合应用

一、判断题

1. 入境货物经检验不合格的，收货人可凭入境货物通关单对外索赔。（　　）

2. 检验检疫机构签发的产地证书是进口国海关征收或减免关税的有效证明。（　　）

3. 检验检疫证书须经公证机构公证，方可作为仲裁或诉讼时有效的证明文件。（　　）

4. 检验检疫机构签发的证书不可作为通关免税或者退税的重要凭证。（　　）

5. 买方在合同规定的索赔有效期限内，凭检验检疫机构签发的检验证书，向卖方提出索赔或换货、退货。属保险人、承运人责任的，不可以凭检验检疫机构签发的检验证书提出索赔。（　　）

6. 未列入《出入境检验检疫机构实施检验检疫的进出境商品目录》的进出口商品，都无须凭检验检疫机构签发的通关单办理通关手续。（　　）

7. 法定检验检疫的出境货物，由于是先检验检疫再通关，所以应在产地先进行检验检疫，然后凭换证凭单或转单凭条到报关地检验检疫机构换发通关单；而对于入境货物，由于报关地检验检疫机构已出具了通关单，因此，一般来说都应当由报关地的

检验检疫机构实施检验检疫。（　　）

8. 出口货物在口岸检验检疫机构办理换证手续时，可持出境货物换证凭单复印件办理。（　　）

9. 对进口旧机电产品，海关凭检验检疫机构签发的旧机电产品进口备案书验放。（　　）

10. 检验检疫证单的签发程序按顺序应该是审核、制证、签署和盖章、校对、发证/放行等。（　　）

二、单选题

1. 某公司进口一批非法定检验的货物，通关后发现质量不合格，需对外索赔。该公司应向（　　）申请索赔证书。

A. 检验检疫机构　　B. 海关　　　　　　C. 工商管理部门　　D. 保险公司

2. 某公司进口一批设备（检验检疫类别 M/），安装调试过程中发现部分零配件损坏，该公司可向检验检疫机构申请签发（　　）用于办理换货手续。

A. 检验证书　　　　　　　　　　　　B. 入境货物通关单

C. 出境货物通关单　　　　　　　　　D. 入境货物检验检疫证明

3. 检验检疫机构签发的产地证书是（　　）海关征收或减免关税的有效凭证。

A. 出口国　　　　B. 进口国　　　　C. 入境口岸　　　　D. 出境口岸

4. 赔付货物进境，海关凭检验检疫机构签发的（　　）验放。

A. 检验检疫不合格证明

B. 入境货物检验检疫情况通知单

C. 用于索赔的检验证书正本

D. 入境货物通关单以及用于索赔的检验证书副本

5. 对由境外发货人责任造成残损短缺或品质等问题的法检货物，需要换货、退货或赔偿的，（　　）可作为通关免税或者退税的重要凭证。

A. 检验检疫机构出具的证书　　　　　B. 税务部门出具的证明

C. 公证行出具的证明　　　　　　　　D. 代理报检单位地要求的期限

6. 内地某企业出口一批冻肉，口岸检验检疫机构查验时发现货证不符，经核实这是由该企业将未经检验检疫的另一批冻肉错发至口岸所造成的。以下表述正确的是（　　）。

A. 该企业可申请口岸检验检疫机构对已运至口岸的冻肉实施检验检疫

B. 该企业可向产地检验检疫机构补报已运至口岸的冻肉，然后在口岸申请换证

C. 该企业可向口岸检验检疫机构提出证单更改申请，然后在口岸申请换证

D. 口岸检验检疫机构对已运至口岸的冻肉不予换发出境货物通关单

7. 某公司向日本出口一批纸箱包装的羽绒服，报检时无须提供的单据是（　　）。

A. 合同、发票、装箱单　　　　　　　B. 无木质包装声明

C. 出境货物运输包装性能检验结果单　　D. 厂检结果单

8. 某公司出口一批保鲜大蒜（检验检疫类别为 P. R. /Q. S），经检验检疫合格后于 2008 年 2 月 17 日领取了出境货物通关单。以下情况中，无须重新报检的是（　　）。

A. 将货物包装由小纸箱更换为大纸箱

B. 将货物进行重新拼装

C. 更改输出国家，且两国有不同的检验检疫要求

D. 于 3 月 1 日报关出口该批货物

9. 对进口旧机电产品，检验检疫机构进行检验后签发（　　），并在备注栏内加注（　　），供货主或代理人办理通关手续。

A. 入境货物通关单；"旧机电产品备案"

B. 入境货物通关单；"上述货物经卫生处理，符合环境保护要求"

C. 旧机电产品备案书；"旧机电产品备案"

D. 旧机电产品备案书；"上述货物经卫生处理，符合环境保护要求"

10. 对未列入《检验检疫机构实施检验检疫的进出境商品目录》的必须实施标识查验的纺织品，海关凭（　　）验放。

A. 产地检验检疫机构出具的出境货物换证凭单

B. 报关地检验检疫机构在报关单上加盖的检验检疫专用章

C. 报关地检验检疫机构出具的出境货物通关单

D. 报关地检验检疫机构出具的出口纺织品标识查验放行单

11. 对由境外发货人责任造成残损、短缺或品质等问题的法检货物，需要换货、退货或赔偿的，（　　）可作为通关免税或者退税的重要凭证。

A. 检验检疫机构出具的证书　　　　B. 税务部门出具的证明

C. 公证行出具的证明　　　　　　　D. 检验公司出具的证书

12. 对产地检验检疫，口岸报关出境的货物，由产地检验检疫机构出具（　　），口岸检验检疫机构经验证或核查货证合格后，换发（　　）。

A. 出境货物通关单，出境货物换证凭单

B. 出境货物换证凭单，出境货物通关单

C. 品质证书，出境货物通关单

D. 品质证书，出境货物换证凭单

三、多选题

1. 关于检验检疫证单的法律效用，以下表述正确的有（　　）。

A. 是出入境货物通关的重要凭证

B. 是海关征收或减免关税的有效凭证

C. 是履行交接、结算及进口国准入的有效证件

D. 是办理索赔、仲裁及诉讼的有效证件

2. 关于检验检疫证单，以下表述正确的有 （　　　）。

A. 通关单是法定检验检疫货物通关的必要凭证

B. 检验检疫证明是入境法定检验检疫货物准予销售、使用的凭证

C. 检验检疫证书是索赔、仲裁及诉讼的有效证明文件

D. 检验检疫证书可作为货物在某些国家入境通关的重要凭证

3. 以下有关检验检疫证单的作用描述正确的有 （　　　）。

A. 一般产地证是享受最惠国税率的有效凭证

B. 检验检疫证书在诉讼时是举证的有效证明文件

C. 普惠制产地证是享受给惠国减免关税的有效凭证

D. 检验检疫证书是进口国海关征收或减免关税的有效凭证

4. 出入境检验检疫证书的签发程序包括审核、（　　　）等环节。

A. 填写和改错　　　B. 制证和校对　　　C. 签署和盖章　　　D. 发证/放行

5. 在检验检疫机构签发检验检疫证单后，下列表述正确的有 （　　　）。

A. 报检人要求更改或补充内容的，应向直属检验检疫机构提出申请，经检验检疫机构核实批准后，按规定予以办理

B. 报检人要求补充检验项目，应办理补充申请手续，填写更改申请单。补充证书可以单独使用

C. 任何单位或个人不得擅自更改检验检疫证书内容，伪造或变更检验证书属于违法行为

D. 品名、数（重）量、包装、发货人、收货人等重要项目更改后与合同、信用证不符的，或者更改后与输入国家法律法规规定不符的，均不能更改

四、案例分析

某进出口企业出口货物 10 公吨，公司已按规定报检并由检验检疫机构对货物进行了检验合格，取得了证书。这时接到买方来函声称，市场上对该货物的需求很大，所以市场价格上涨，要求卖方追加 3 公吨货物一同运出。卖方考虑到所要追加的货物和原来的货物品质以及各项指标完全一致，无须报商检部门重新进行检查，遂自行对其证书进行了局部的修改。问其做法是否符合规范？为什么？

请回答：

1. 该企业的做法是否符合规范？为什么？

2. 该企业应如何办理证书的更改？

附录一：与报检相关的法律法规

（一）中华人民共和国进出口商品检验法

备注：1989 年 2 月 21 日第七届全国人民代表大会常务委员会第六次会议通过，主席令第十四号公布，自 1989 年 8 月 1 日起施行。根据 2002 年 4 月 28 日中华人民共和国主席令第 67 号《关于修改〈中华人民共和国进出口商品检验法〉的决定》第一次修正。根据 2013 年 6 月 29 日中华人民共和国主席令第五号《全国人民代表大会常务委员会关于修改〈中华人民共和国文物保护法〉等十二部法律的决定》第二次修正。

第一章 总 则

第一条 为了加强进出口商品检验工作，规范进出口商品检验行为，维护社会公共利益和进出口贸易有关各方的合法权益，促进对外经济贸易关系的顺利发展，制定本法。

第二条 国务院设立进出口商品检验部门（以下简称国家商检部门），主管全国进出口商品检验工作。国家商检部门设在各地的进出口商品检验机构（以下简称商检机构）管理所辖地区的进出口商品检验工作。

第三条 商检机构和经国家商检部门许可的检验机构，依法对进出口商品实施检验。

第四条 进出口商品检验应当根据保护人类健康和安全、保护动物或者植物的生命和健康、保护环境、防止欺诈行为、维护国家安全的原则，由国家商检部门制定、调整必须实施检验的进出口商品目录（以下简称目录）并公布实施。

第五条 列入目录的进出口商品，由商检机构实施检验。

前款规定的进口商品未经检验的，不准销售、使用；前款规定的出口商品未经检验合格的，不准出口。

本条第一款规定的进出口商品，其中符合国家规定的免予检验条件的，由收货人或者发货人申请，经国家商检部门审查批准，可以免予检验。

第六条　必须实施的进出口商品检验，是指确定列入目录的进出口商品是否符合国家技术规范的强制性要求的合格评定活动。

合格评定程序包括：抽样、检验和检查；评估、验证和合格保证；注册、认可和批准以及各项的组合。

第七条　列入目录的进出口商品，按照国家技术规范的强制性要求进行检验；尚未制定国家技术规范的强制性要求的，应当依法及时制定，未制定之前，可以参照国家商检部门指定的国外有关标准进行检验。

第八条　经国家商检部门许可的检验机构，可以接受对外贸易关系人或者外国检验机构的委托，办理进出口商品检验鉴定业务。

第九条　法律、行政法规规定由其他检验机构实施检验的进出口商品或者检验项目，依照有关法律、行政法规的规定办理。

第十条　国家商检部门和商检机构应当及时收集和向有关方面提供进出口商品检验方面的信息。

国家商检部门和商检机构的工作人员在履行进出口商品检验的职责中，对所知悉的商业秘密负有保密义务。

第二章　进口商品的检验

第十一条　本法规定必须经商检机构检验的进口商品的收货人或者其代理人，应当向报关地的商检机构报检。海关凭商检机构签发的货物通关证明验放。

第十二条　本法规定必须经商检机构检验的进口商品的收货人或者其代理人，应当在商检机构规定的地点和期限内，接受商检机构对进口商品的检验。商检机构应当在国家商检部门统一规定的期限内检验完毕，并出具检验证单。

第十三条　本法规定必须经商检机构检验的进口商品以外的进口商品的收货人，发现进口商品质量不合格或者残损短缺，需要由商检机构出证索赔的，应当向商检机构申请检验出证。

第十四条　对重要的进口商品和大型的成套设备，收货人应当依据对外贸易合同约定在出口国装运前进行预检验、监造或者监装，主管部门应当加强监督；商检机构根据需要可以派出检验人员参加。

第三章　出口商品的检验

第十五条　本法规定必须经商检机构检验的出口商品的发货人或者其代理人，应当在商检机构规定的地点和期限内，向商检机构报检。商检机构应当在国家商检部门统一规定的期限内检验完毕，并出具检验证单。

对本法规定必须实施检验的出口商品，海关凭商检机构签发的货物通关证明验放。

第十六条　经商检机构检验合格发给检验证单的出口商品，应当在商检机构规定的期限内报关出口；超过期限的，应当重新报检。

第十七条　为出口危险货物生产包装容器的企业，必须申请商检机构进行包装容器的性能鉴定。生产出口危险货物的企业，必须申请商检机构进行包装容器的使用鉴定。使用未经鉴定合格的包装容器的危险货物，不准出口。

第十八条　对装运出口易腐烂变质食品的船舱和集装箱，承运人或者装箱单位必须在装货前申请检验。未经检验合格的，不准装运。

第四章　监　督　管　理

第十九条　商检机构对本法规定必须经商检机构检验的进出口商品以外的进出口商品，根据国家规定实施抽查检验。

国家商检部门可以公布抽查检验结果或者向有关部门通报抽查检验情况。

第二十条　商检机构根据便利对外贸易的需要，可以按照国家规定对列入目录的出口商品进行出厂前的质量监督管理和检验。

第二十一条　为进出口货物的收发货人办理报检手续的代理人办理报检手续时应当向商检机构提交授权委托书。

第二十二条　国家商检部门可以按照国家有关规定，通过考核，许可符合条件的国内外检验机构承担委托的进出口商品检验鉴定业务。

第二十三条　国家商检部门和商检机构依法对经国家商检部门许可的检验机构的进出口商品检验鉴定业务活动进行监督，可以对其检验的商品抽查检验。

第二十四条　国家商检部门根据国家统一的认证制度，对有关的进出口商品实施认证管理。

第二十五条　商检机构可以根据国家商检部门同外国有关机构签订的协议或者接受外国有关机构的委托进行进出口商品质量认证工作，准许在认证合格的进出口商品上使用质量认证标志。

第二十六条　商检机构依照本法对实施许可制度的进出口商品实行验证管理，查验单证，核对证货是否相符。

第二十七条　商检机构根据需要，对检验合格的进出口商品，可以加施商检标志或者封识。

第二十八条　进出口商品的报检人对商检机构做出的检验结果有异议的，可以向原商检机构或者其上级商检机构以至国家商检部门申请复验，由受理复验的商检机构或者国家商检部门及时做出复验结论。

第二十九条　当事人对商检机构、国家商检部门做出的复验结论不服或者对商检机构做出的处罚决定不服的，可以依法申请行政复议，也可以依法向人民法院提起

诉讼。

第三十条 国家商检部门和商检机构履行职责，必须遵守法律，维护国家利益，依照法定职权和法定程序严格执法，接受监督。

国家商检部门和商检机构应当根据依法履行职责的需要，加强队伍建设，使商检工作人员具有良好的政治、业务素质。商检工作人员应当定期接受业务培训和考核，经考核合格，方可上岗执行职务。

商检工作人员必须忠于职守，文明服务，遵守职业道德，不得滥用职权，谋取私利。

第三十一条 国家商检部门和商检机构应当建立健全内部监督制度，对其工作人员的执法活动进行监督检查。

商检机构内部负责受理报检、检验、出证放行等主要岗位的职责权限应当明确，并相互分离、相互制约。

第三十二条 任何单位和个人均有权对国家商检部门、商检机构及其工作人员的违法、违纪行为进行控告、检举。收到控告、检举的机关应当依法按照职责分工及时查处，并为控告人、检举人保密。

第五章 法 律 责 任

第三十三条 违反本法规定，将必须经商检机构检验的进口商品未报经检验而擅自销售或者使用的，或者将必须经商检机构检验的出口商品未报经检验合格而擅自出口的，由商检机构没收违法所得，并处货值金额百分之五以上百分之二十以下的罚款；构成犯罪的，依法追究刑事责任。

第三十四条 违反本法规定，未经国家商检部门许可，擅自从事进出口商品检验鉴定业务的，由商检机构责令停止非法经营，没收违法所得，并处违法所得一倍以上三倍以下的罚款。

第三十五条 进口或者出口属于掺杂掺假、以假充真、以次充好的商品或者以不合格进出口商品冒充合格进出口商品的，由商检机构责令停止进口或者出口，没收违法所得，并处货值金额百分之五十以上三倍以下的罚款；构成犯罪的，依法追究刑事责任。

第三十六条 伪造、变造、买卖或者盗窃商检单证、印章、标志、封识、质量认证标志的，依法追究刑事责任；尚不够刑事处罚的，由商检机构责令改正，没收违法所得，并处货值金额等值以下的罚款。

第三十七条 国家商检部门、商检机构的工作人员违反本法规定，泄露所知悉的商业秘密的，依法给予行政处分，有违法所得的，没收违法所得；构成犯罪的，依法追究刑事责任。

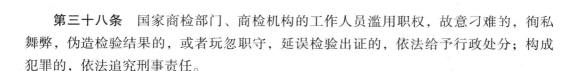

第三十八条 国家商检部门、商检机构的工作人员滥用职权，故意刁难的，徇私舞弊，伪造检验结果的，或者玩忽职守，延误检验出证的，依法给予行政处分；构成犯罪的，依法追究刑事责任。

第六章 附 则

第三十九条 商检机构和其他检验机构依照本法的规定实施检验和办理检验鉴定业务，依照国家有关规定收取费用。

第四十条 国务院根据本法制定实施条例。

第四十一条 本法自 1989 年 8 月 1 日起施行。

（二）中华人民共和国进出口商品检验法实施条例

备注：2005 年 8 月 10 日国务院第 101 次常务会议通过，2005 年 8 月 31 日中华人民共和国国务院令第 447 号公布，自 2005 年 12 月 1 日起施行。根据 2013 年 7 月 18 日中华人民共和国国务院令第 638 号《国务院关于废止和修改部分行政法规的决定》将本文修正，具体修改内容参看相关条款。

第一章 总 则

第一条 根据《中华人民共和国进出口商品检验法》（以下简称商检法）的规定，制定本条例。

第二条 中华人民共和国国家质量监督检验检疫总局（以下简称国家质检总局）主管全国进出口商品检验工作。

国家质检总局设在省、自治区、直辖市以及进出口商品的口岸、集散地的出入境检验检疫局及其分支机构（以下简称出入境检验检疫机构），管理所负责地区的进出口商品检验工作。

第三条 国家质检总局应当依照商检法第四条规定，制定、调整必须实施检验的进出口商品目录（以下简称目录）并公布实施。

目录应当至少在实施之日 30 日前公布；在紧急情况下，应当不迟于实施之日公布。

国家质检总局制定、调整目录时，应当征求国务院对外贸易主管部门、海关总署等有关方面的意见。

第四条 出入境检验检疫机构对列入目录的进出口商品以及法律、行政法规规定须经出入境检验检疫机构检验的其他进出口商品实施检验（以下称法定检验）。

出入境检验检疫机构对法定检验以外的进出口商品，根据国家规定实施抽查检验。

第五条 进出口药品的质量检验、计量器具的量值检定、锅炉压力容器的安全监督检验、船舶（包括海上平台、主要船用设备及材料）和集装箱的规范检验、飞机（包括飞机发动机、机载设备）的适航检验以及核承压设备的安全检验等项目，由有关法律、行政法规规定的机构实施检验。

第六条 进出境的样品、礼品、暂准进出境的货物以及其他非贸易性物品，免予检验。但是，法律、行政法规另有规定的除外。

列入目录的进出口商品符合国家规定的免予检验条件的，由收货人、发货人或者生产企业申请，经国家质检总局审查批准，出入境检验检疫机构免予检验。

免予检验的具体办法，由国家质检总局商有关部门制定。

第七条　法定检验的进出口商品，由出入境检验检疫机构依照商检法第七条规定实施检验。

国家质检总局根据进出口商品检验工作的实际需要和国际标准，可以制定进出口商品检验方法的技术规范和标准。

进出口商品检验依照或者参照的技术规范、标准以及检验方法的技术规范和标准，应当至少在实施之日6个月前公布；在紧急情况下，应当不迟于实施之日公布。

第八条　出入境检验检疫机构根据便利对外贸易的需要，对进出口企业实施分类管理，并按照根据国际通行的合格评定程序确定的检验监管方式，对进出口商品实施检验。

第九条　出入境检验检疫机构对进出口商品实施检验的内容，包括是否符合安全、卫生、健康、环境保护、防止欺诈等要求以及相关的品质、数量、重量等项目。

第十条　出入境检验检疫机构依照商检法的规定，对实施许可制度和国家规定必须经过认证的进出口商品实行验证管理，查验单证，核对证货是否相符。

实行验证管理的进出口商品目录，由国家质检总局商有关部门后制定、调整并公布。

第十一条　进出口商品的收货人或者发货人可以自行办理报检手续，也可以委托代理报检企业办理报检手续；采用快件方式进出口商品的，收货人或者发货人应当委托出入境快件运营企业办理报检手续。

第十二条　进出口商品的收货人或者发货人办理报检手续，应当依法向出入境检验检疫机构备案。

第十三条　代理报检企业接受进出口商品的收货人或者发货人的委托，以委托人的名义办理报检手续的，应当向出入境检验检疫机构提交授权委托书，遵守本条例对委托人的各项规定；以自己的名义办理报检手续的，应当承担与收货人或者发货人相同的法律责任。

出入境快件运营企业接受进出口商品的收货人或者发货人的委托，应当以自己的名义办理报检手续，承担与收货人或者发货人相同的法律责任。

委托人委托代理报检企业、出入境快件运营企业办理报检手续的，应当向代理报检企业、出入境快件运营企业提供所委托报检事项的真实情况；代理报检企业、出入境快件运营企业接受委托人的委托办理报检手续的，应当对委托人所提供情况的真实性进行合理审查。

第十四条　国家质检总局建立进出口商品风险预警机制，通过收集进出口商品检验方面的信息，进行风险评估，确定风险的类型，采取相应的风险预警措施及快速反应措施。

国家质检总局和出入境检验检疫机构应当及时向有关方面提供进出口商品检验方面的信息。

第十五条 出入境检验检疫机构工作人员依法执行职务，有关单位和个人应当予以配合，任何单位和个人不得非法干预和阻挠。

第二章　进口商品的检验

第十六条 法定检验的进口商品的收货人应当持合同、发票、装箱单、提单等必要的凭证和相关批准文件，向海关报关地的出入境检验检疫机构报检；海关放行后 20 日内，收货人应当依照本条例第十八条的规定，向出入境检验检疫机构申请检验。法定检验的进口商品未经检验的，不准销售，不准使用。

进口实行验证管理的商品，收货人应当向海关报关地的出入境检验检疫机构申请验证。出入境检验检疫机构按照国家质检总局的规定实施验证。

第十七条 法定检验的进口商品、实行验证管理的进口商品，海关凭出入境检验检疫机构签发的货物通关单办理海关通关手续。

第十八条 法定检验的进口商品应当在收货人报检时申报的目的地检验。

大宗散装商品、易腐烂变质商品、可用作原料的固体废物以及已发生残损、短缺的商品，应当在卸货口岸检验。

对前两款规定的进口商品，国家质检总局可以根据便利对外贸易和进出口商品检验工作的需要，指定在其他地点检验。

第十九条 除法律、行政法规另有规定外，法定检验的进口商品经检验，涉及人身财产安全、健康、环境保护项目不合格的，由出入境检验检疫机构责令当事人销毁，或者出具退货处理通知单并书面告知海关，海关凭退货处理通知单办理退运手续；其他项目不合格的，可以在出入境检验检疫机构的监督下进行技术处理，经重新检验合格的，方可销售或者使用。当事人申请出入境检验检疫机构出证的，出入境检验检疫机构应当及时出证。

出入境检验检疫机构对检验不合格的进口成套设备及其材料，签发不准安装使用通知书。经技术处理，并经出入境检验检疫机构重新检验合格的，方可安装使用。

第二十条 法定检验以外的进口商品，经出入境检验检疫机构抽查检验不合格的，依照本条例第十九条的规定处理。

实行验证管理的进口商品，经出入境检验检疫机构验证不合格的，参照本条例第十九条的规定处理或者移交有关部门处理。

法定检验以外的进口商品的收货人，发现进口商品质量不合格或者残损、短缺，申请出证的，出入境检验检疫机构或者其他检验机构应当在检验后及时出证。

第二十一条 对属于法定检验范围内的关系国计民生、价值较高、技术复杂的以及其他重要的进口商品和大型成套设备，应当按照对外贸易合同约定监造、装运前检验或者监装。收货人保留到货后最终检验和索赔的权利。

出入境检验检疫机构可以根据需要派出检验人员参加或者组织实施监造、装运前检验或者监装。

第二十二条　国家对进口可用作原料的固体废物的国外供货商、国内收货人实行注册登记制度，国外供货商、国内收货人在签订对外贸易合同前，应当取得国家质检总局或者出入境检验检疫机构的注册登记。国家对进口可用作原料的固体废物实行装运前检验制度，进口时，收货人应当提供出入境检验检疫机构或者检验机构出具的装运前检验证书。

国家允许进口的旧机电产品的收货人在签订对外贸易合同前，应当向国家质检总局或者出入境检验检疫机构办理备案手续。对价值较高，涉及人身财产安全、健康、环境保护项目的高风险进口旧机电产品，应当依照国家有关规定实施装运前检验，进口时，收货人应当提供出入境检验检疫机构或者检验机构出具的装运前检验证书。

进口可用作原料的固体废物、国家允许进口的旧机电产品到货后，由出入境检验检疫机构依法实施检验。

第二十三条　进口机动车辆到货后，收货人凭出入境检验检疫机构签发的进口机动车辆检验证单以及有关部门签发的其他单证向车辆管理机关申领行车牌证。在使用过程中发现有涉及人身财产安全的质量缺陷的，出入境检验检疫机构应当及时做出相应处理。

第三章　出口商品的检验

第二十四条　法定检验的出口商品的发货人应当在国家质检总局统一规定的地点和期限内，持合同等必要的凭证和相关批准文件向出入境检验检疫机构报检。法定检验的出口商品未经检验或者经检验不合格的，不准出口。

出口商品应当在商品的生产地检验。国家质检总局可以根据便利对外贸易和进出口商品检验工作的需要，指定在其他地点检验。

出口实行验证管理的商品，发货人应当向出入境检验检疫机构申请验证。出入境检验检疫机构按照国家质检总局的规定实施验证。

第二十五条　在商品生产地检验的出口商品需要在口岸换证出口的，由商品生产地的出入境检验检疫机构按照规定签发检验换证凭单。发货人应当在规定的期限内持检验换证凭单和必要的凭证，向口岸出入境检验检疫机构申请查验。经查验合格的，由口岸出入境检验检疫机构签发货物通关单。

第二十六条　法定检验的出口商品、实行验证管理的出口商品，海关凭出入境检验检疫机构签发的货物通关单办理海关通关手续。

第二十七条　法定检验的出口商品经出入境检验检疫机构检验或者经口岸出入境检验检疫机构查验不合格的，可以在出入境检验检疫机构的监督下进行技术处理，经重新检验合格的，方准出口；不能进行技术处理或者技术处理后重新检验仍不合格的，不准出口。

第二十八条　法定检验以外的出口商品，经出入境检验检疫机构抽查检验不合格的，依照本条例第二十七条的规定处理。

实行验证管理的出口商品，经出入境检验检疫机构验证不合格的，参照本条例第二十七条的规定处理或者移交有关部门处理。

第二十九条　出口危险货物包装容器的生产企业，应当向出入境检验检疫机构申请包装容器的性能鉴定。包装容器经出入境检验检疫机构鉴定合格并取得性能鉴定证书的，方可用于包装危险货物。

出口危险货物的生产企业，应当向出入境检验检疫机构申请危险货物包装容器的使用鉴定。使用未经鉴定或者经鉴定不合格的包装容器的危险货物，不准出口。

第三十条　对装运出口的易腐烂变质食品、冷冻品的集装箱、船舱、飞机、车辆等运载工具，承运人、装箱单位或者其代理人应当在装运前向出入境检验检疫机构申请清洁、卫生、冷藏、密固等适载检验。未经检验或者经检验不合格的，不准装运。

第四章　监督管理

第三十一条　出入境检验检疫机构根据便利对外贸易的需要，可以对列入目录的出口商品进行出厂前的质量监督管理和检验，对其中涉及人身财产安全、健康的重要出口商品实施出口商品注册登记管理。实施出口商品注册登记管理的出口商品，必须获得注册登记，方可出口。

出入境检验检疫机构进行出厂前的质量监督管理和检验的内容，包括对生产企业的质量保证工作进行监督检查，对出口商品进行出厂前的检验。

第三十二条　国家对进出口食品生产企业实施卫生注册登记管理。获得卫生注册登记的出口食品生产企业，方可生产、加工、储存出口食品。获得卫生注册登记的进出口食品生产企业生产的食品，方可进口或者出口。

实施卫生注册登记管理的进口食品生产企业，应当按照规定向国家质检总局申请卫生注册登记。

实施卫生注册登记管理的出口食品生产企业，应当按照规定向出入境检验检疫机构申请卫生注册登记。

出口食品生产企业需要在国外卫生注册的，依照本条第三款规定进行卫生注册登记后，由国家质检总局统一对外办理。

第三十三条　出入境检验检疫机构根据需要，对检验合格的进出口商品加施商检标志，对检验合格的以及其他需要加施封识的进出口商品加施封识。具体办法由国家质检总局制定。

第三十四条　出入境检验检疫机构按照有关规定对检验的进出口商品抽取样品。验余的样品，出入境检验检疫机构应当通知有关单位在规定的期限内领回；逾期不领回的，由出入境检验检疫机构处理。

第三十五条　进出口商品的报检人对出入境检验检疫机构做出的检验结果有异议的，可以自收到检验结果之日起 15 日内，向做出检验结果的出入境检验检疫机构或者其上级出入境检验检疫机构以至国家质检总局申请复验，受理复验的出入境检验检疫机构或者国家质检总局应当自收到复验申请之日起 60 日内做出复验结论。技术复杂，不能在规定期限内做出复验结论的，经本机构负责人批准，可以适当延长，但是延长期限最多不超过 30 日。

第三十六条　国家质检总局或者出入境检验检疫机构根据进出口商品检验工作的需要，可以指定符合规定资质条件的国内外检测机构承担出入境检验检疫机构委托的进出口商品检测。被指定的检测机构经检查不符合规定要求的，国家质检总局或者出入境检验检疫机构可以取消指定。

第三十七条　在中华人民共和国境内设立从事进出口商品检验鉴定业务的检验机构，应当符合有关法律、行政法规、规章规定的注册资本、技术能力等条件，经国家质检总局和有关主管部门审核批准，获得许可，并依法办理工商登记后，方可接受委托办理进出口商品检验鉴定业务。

第三十八条　对检验机构的检验鉴定业务活动有异议的，可以向国家质检总局或者出入境检验检疫机构投诉。

第三十九条　国家质检总局、出入境检验检疫机构实施监督管理或者对涉嫌违反进出口商品检验法律、行政法规的行为进行调查，有权查阅、复制当事人的有关合同、发票、账簿以及其他有关资料。出入境检验检疫机构对有根据认为涉及人身财产安全、健康、环境保护项目不合格的进出口商品，经本机构负责人批准，可以查封或者扣押，但海关监管货物除外。

第四十条　国家质检总局、出入境检验检疫机构应当根据便利对外贸易的需要，采取有效措施，简化程序，方便进出口。

办理进出口商品报检、检验、鉴定等手续，符合条件的，可以采用电子数据文件的形式。

第四十一条　出入境检验检疫机构依照有关法律、行政法规的规定，签发出口货物普惠制原产地证明、区域性优惠原产地证明、专用原产地证明。

出口货物一般原产地证明的签发，依照有关法律、行政法规的规定执行。

第四十二条　出入境检验检疫机构对进出保税区、出口加工区等海关特殊监管区

域的货物以及边境小额贸易进出口商品的检验管理，由国家质检总局商海关总署另行制定办法。

第五章 法 律 责 任

第四十三条 擅自销售、使用未报检或者未经检验的属于法定检验的进口商品，或者擅自销售、使用应当申请进口验证而未申请的进口商品的，由出入境检验检疫机构没收违法所得，并处商品货值金额5%以上20%以下罚款；构成犯罪的，依法追究刑事责任。

第四十四条 擅自出口未报检或者未经检验的属于法定检验的出口商品，或者擅自出口应当申请出口验证而未申请的出口商品的，由出入境检验检疫机构没收违法所得，并处商品货值金额5%以上20%以下罚款；构成犯罪的，依法追究刑事责任。

第四十五条 销售、使用经法定检验、抽查检验或者验证不合格的进口商品，或者出口经法定检验、抽查检验或者验证不合格的商品的，由出入境检验检疫机构责令停止销售、使用或者出口，没收违法所得和违法销售、使用或者出口的商品，并处违法销售、使用或者出口的商品货值金额等值以上3倍以下罚款；构成犯罪的，依法追究刑事责任。

第四十六条 进出口商品的收货人、发货人、代理报检企业或者出入境快件运营企业、报检人员不如实提供进出口商品的真实情况，取得出入境检验检疫机构的有关证单，或者对法定检验的进出口商品不予报检，逃避进出口商品检验的，由出入境检验检疫机构没收违法所得，并处商品货值金额5%以上20%以下罚款。

进出口商品的收货人或者发货人委托代理报检企业、出入境快件运营企业办理报检手续，未按照规定向代理报检企业、出入境快件运营企业提供所委托报检事项的真实情况，取得出入境检验检疫机构的有关证单的，对委托人依照前款规定予以处罚。

代理报检企业、出入境快件运营企业、报检人员对委托人所提供情况的真实性未进行合理审查或者因工作疏忽，导致骗取出入境检验检疫机构有关证单的结果的，由出入境检验检疫机构对代理报检企业、出入境快件运营企业处2万元以上20万元以下罚款。

第四十七条 伪造、变造、买卖或者盗窃检验证单、印章、标志、封识、货物通关单或者使用伪造、变造的检验证单、印章、标志、封识、货物通关单，构成犯罪的，依法追究刑事责任；尚不够刑事处罚的，由出入境检验检疫机构责令改正，没收违法所得，并处商品货值金额等值以下罚款。

第四十八条 擅自调换出入境检验检疫机构抽取的样品或者出入境检验检疫机构检验合格的进出口商品的，由出入境检验检疫机构责令改正，给予警告；情节严重的，并处商品货值金额10%以上50%以下罚款。

第四十九条 出口属于国家实行出口商品注册登记管理而未获得注册登记的商品的，由出入境检验检疫机构责令停止出口，没收违法所得，并处商品货值金额 10% 以上 50% 以下罚款。

第五十条 进口或者出口国家实行卫生注册登记管理而未获得卫生注册登记的生产企业生产的食品，由出入境检验检疫机构责令停止进口或者出口，没收违法所得，并处商品货值金额 10% 以上 50% 以下罚款。

已获得卫生注册登记的进出口食品生产企业，经检查不符合规定要求的，由国家质检总局或者出入境检验检疫机构责令限期整改；整改仍未达到规定要求或者有其他违法行为，情节严重的，吊销其卫生注册登记证书。

第五十一条 进口可用作原料的固体废物，国外供货商、国内收货人未取得注册登记，或者未进行装运前检验的，按照国家有关规定责令退货；情节严重的，由出入境检验检疫机构并处 10 万元以上 100 万元以下罚款。

已获得注册登记的可用作原料的固体废物的国外供货商、国内收货人违反国家有关规定，情节严重的，由出入境检验检疫机构撤销其注册登记。

进口国家允许进口的旧机电产品未办理备案或者未按照规定进行装运前检验的，按照国家有关规定予以退货；情节严重的，由出入境检验检疫机构并处 100 万元以下罚款。

第五十二条 提供或者使用未经出入境检验检疫机构鉴定的出口危险货物包装容器的，由出入境检验检疫机构处 10 万元以下罚款。

提供或者使用经出入境检验检疫机构鉴定不合格的包装容器装运出口危险货物的，由出入境检验检疫机构处 20 万元以下罚款。

第五十三条 提供或者使用未经出入境检验检疫机构适载检验的集装箱、船舱、飞机、车辆等运载工具装运易腐烂变质食品、冷冻品出口的，由出入境检验检疫机构处 10 万元以下罚款。

提供或者使用经出入境检验检疫机构检验不合格的集装箱、船舱、飞机、车辆等运载工具装运易腐烂变质食品、冷冻品出口的，由出入境检验检疫机构处 20 万元以下罚款。

第五十四条 擅自调换、损毁出入境检验检疫机构加施的商检标志、封识的，由出入境检验检疫机构处 5 万元以下罚款。

第五十五条 从事进出口商品检验鉴定业务的检验机构超出其业务范围，或者违反国家有关规定，扰乱检验鉴定秩序的，由出入境检验检疫机构责令改正，没收违法所得，可以并处 10 万元以下罚款，国家质检总局或者出入境检验检疫机构可以暂停其 6 个月以内检验鉴定业务；情节严重的，由国家质检总局吊销其检验鉴定资格证书。

第五十六条 代理报检企业、出入境快件运营企业违反国家有关规定，扰乱报检

秩序的，由出入境检验检疫机构责令改正，没收违法所得，可以处 10 万元以下罚款，国家质检总局或者出入境检验检疫机构可以暂停其 6 个月以内代理报检业务。

第五十七条 出入境检验检疫机构的工作人员滥用职权，故意刁难当事人的，徇私舞弊，伪造检验结果的，或者玩忽职守，延误检验出证的，依法给予行政处分；违反有关法律、行政法规规定签发出口货物原产地证明的，依法给予行政处分，没收违法所得；构成犯罪的，依法追究刑事责任。

第五十八条 出入境检验检疫机构对没收的商品依法予以处理所得价款、没收的违法所得、收缴的罚款，全部上缴国库。

第六章 附 则

第五十九条 当事人对出入境检验检疫机构、国家质检总局做出的复验结论不服，或者对国家质检总局、出入境检验检疫机构作出的处罚决定不服的，可以依法申请行政复议，也可以依法向人民法院提起诉讼。

当事人逾期不履行处罚决定，又不申请行政复议或者向人民法院提起诉讼的，做出处罚决定的机构可以申请人民法院强制执行。

第六十条 出入境检验检疫机构实施法定检验、经许可的检验机构办理检验鉴定业务，按照国家有关规定收取费用。

第六十一条 本条例自 2005 年 12 月 1 日起施行。1992 年 10 月 7 日国务院批准、1992 年 10 月 23 日原国家进出口商品检验局发布的《中华人民共和国进出口商品检验法实施条例》同时废止。

附录二：报检中常用的贸易及证单英文名称

（一）常用贸易英文及运输单证	
1. Corresponding to the negotiated sample	符合成交样品
2. description and quantity of cargo	载货种类和数量
3. port and date of issue	签发港及日期
4. port of provisions taken	食物装载港
5. Health Certificate	健康证书
6. ports of call	沿途寄港
7. Defatting Exemption Certificate	免予除鼠证书
8. authorized officer	授权签字人
9. official stamp	印章
10. vaccination	预防接种
11. Please declare any contraindications	有何禁忌症请声明
12. dimension and material of packing	包装规格及材料
13. signature of agent	代理人签名
14. country and region of origin	原产国或地区
15. only for departure of cargo	只适用于出境船舶
16. acceptance	接受报价，货物验收
17. advice of arrival	到货通知，抵港通知
18. advice of import goods	进口货物通知单
19. at sight	即期，见票即付
20. bank draft	银行汇票
21. basis for claim	索赔依据
22. arrival notice	到货通知单
23. beneficiary	受益人，收款人

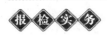
24. carrier	承运人，运载工具
25. check payable at sight	见票即付支票
26. consignee	收货人，受托人
27. consignor，consigner	发货人，委托人
28. cost and freight（C&F）	货价加运价
29. country and place of	到达国家及地点
30. date of completion of discharge	（货物）卸毕日期
31. ex ship	船上交货
32. free on board（FOB）	离岸价
33. name and address of consignor	发货人名称及地址
34. name and address of consignee	收货人名称及地址
35. origin criterion	原产地标准
（二）常见检验检疫证单	
1. assets appraising	资产评估
2. animal and plant quarantine	动植物检疫
3. animal health certificate	动物卫生证书
4. animal quarantine certificate	动物检疫证书
5. broken and damaged cargo list	残损货物清单
6. certificate of origin	一般原产地证书
7. certificate of valuation	价值鉴定证书
8. certificate of damage	验残证书
9. certificate of aflatoxin	黄曲霉毒素检验证
10. certificate of disinfection	消毒检验证书
11. certificate of fumigation	熏蒸检验证书
12. certificate of packing	包装检验证书
13. certificate of quality	品质检验证书
14. certificate on tank or hold	船舱检验证书
15. China Compulsory Certificate（CCC）	中国强制认证
16. contraindication certificate of vaccination	预防接种禁忌证明

17. defatting certificate	除鼠证书
18. defatting exemption certificate	免予除鼠证书
19. district free from infectious disease	安全非疫区
20. export license	出口许可证
21. import license	进口许可证
22. free pratique	船舶入境卫生检疫证
23. GSP Certificate of Origin Form A	普惠制原产地格式 A 证书
24. In duplicate	一式两份
25. In quadruplicate	一式四份
26. In triplicate	一式三份
27. Non－epizootic area	非疫区
28. Official stamp	印章
29. Phytosanitary certificate	植物检疫证书
30. Phytosanitary certificate for reexport	植物转口检疫证书
31. Quarantine certificate for conveyance	运输工具检疫证书
32. Quarantine declaration form on entry	入境检疫申明卡
33. Sea protest	海事报告
34. veterinary（health）certificate	兽医（卫生）证书
35. chief inspector	主任检验员
36. chief surveyor	主任鉴定人
37. commodity inspection mark	商检标志
38. accreditation body	认可机构
39. accreditation inspector	认可检验员
（三）检验检疫词汇	
1. abattoir	屠宰场
2. abrasion resistance	耐磨性
3. Absent in	在……中未检出
4. actual grease content	实际含油率
5. actual moisture regain	实际回潮率

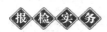

6. aflatoxin	黄曲霉毒素
7. ante – mortem veterinary inspection	宰前兽医检验
8. approve	批准
9. biochemical	生物化学的
10. bird flue/avian influenza	禽流感
11. blood serum	血清
12，bovine spongiform encephalopathy（BSE）	疯牛病
13. cholera	霍乱
14. chloramphenicol	氯霉素
15. conventional allowance	合同公差
16. damage	损坏
17. date of completion of inspection	验讫日期
18. defanning	拆（集装）箱
19. epizootic	动物流行病的
20. foot and mouth disease	口蹄疫
21. fowl cholera	鸡瘟
22. fumigation	熏蒸
23. infectious disease	传染病
24. inoculation	接种
25. lawful/legal inspection	法定检验
26. moisture regain	回潮率
27. reshipment inspection	装船前检验
28. quality certification mark	质量标志
29. quality system	质量体系
30. quality management system	质量管理体系
31. registration	登记
32. sampling	抽样
33. supervision and administration	监督管理
34. rinderpest	牛瘟

续　表

35. survey	鉴定
36. swine fever	猪瘟
37. unpack	开箱
38. veterinary inspection	兽医检验
39. veterinarian	兽医
40. visual inspection	外观检验
41. warranty period	保质期
42. water proof	防水的
43. weight－overage	溢重
44. weight－shortage	短重
45. acceptable quality level	合格（质量）标准，正品标准
46. accreditation body	认可机构
47. accredited inspector	认可检察员
48. administration	行政机关管理（局）
49. animal and plant quarantine	动植物检疫
50. anthrax bacillus	炭疽杆菌
51. ash content	灰分
52. assets appraising	资产评估
53. atomic absorption	原子吸收
54. breaking strength	断裂强度
55. bursting strength	耐破强度
56. cargo damage survey	货损鉴定（检验）
57. cargo measurement and weighing	货载衡重
58. color fastness	色牢度
59. commercial moisture regain	商业回潮率
60. commodity inspection mark	商检标志
61. compression strength	抗压强度
62. compression test	抗压实验
63. counting of bacteria	细菌计数

续 表

64. DDT	滴滴涕
65. detection of defects	探伤、缺陷检查
66. draft survey	水尺检验
67. draw sample	抽（取）样
68. dry matter	固形物、干物质
69. entrusted inspection	委托检验
70. evenness	均匀度、条干均匀度
71. flattening test	压扁试验
72. flexible	易弯曲的，柔性的
73. folding endurance	耐折度
74. food – borne disease	食源性疾病
75. foreign matter	异物、杂质
76. friction factor	摩擦系数
77. gas chromatography	气相色谱法
78. hand picked/selected	手拣
79. Hazard Analysis and Critical Control Points （HACCP）	危害分析和关键控制点
80. health certification mark	卫生标志
81. high/low temperature test	高/低温试验
82. hydraulic test	水压试验
83. hygienic standard	卫生标准
84. inspection of empty tank	空舱检验
85. inspection of ship's hold/tank	验舱
86. inspection on cleanliness & tightness of tank	油舱清洁和密固检验
87. insufficient processing	加工不足
88. liquid chromatography	液相色谱法
89. micro – analysis	微量分析
90. moisture regain	回潮率
91. moulded kernel	发霉仁
92. normal condition	正常状态

续　表

93. on – the – spot（on – site）inspection	现场检验
94. quality control	质量控制
95. quality management	质量管理
96. radioactive substance	放射性物质
97. random sampling method	随机取样法
98. results of inspection	检验结果
99. safety and non – epidemic region	安全非疫区
100. salmonella	沙门氏菌
101. severe acute respiratory symptoms（SARS）	严重急性呼吸道症状（非典型肺炎）
102. slaughter house	屠宰场
103. stacking test	堆码试验
104. stipulation of contract	合同规定
105. survey of damage	残损鉴定
106. Test run	试车，试运转
107. tightness inspection	密固检验
108. warranty period	保质期
109. wool blend mark	羊毛混纺标志
110. yarn count	纱线支数
111. yarn faults	纱疵

（四）世界主要港口

Name of Port	港口名称	Country or Region	国家或地区
1. Alexandria	亚历山大	Egypt	埃及
2. Amsterdam	阿姆斯特丹	Holland	荷兰
3. Bangkok	曼谷	Thailand	泰国
4. Boston	波士顿	U. S. A	美国
5. Bremen	不莱梅	Germany	德国
6. Berlin	柏林	Germany	德国
7. Cairo	开罗	Egypt	埃及
8. Cape Town	开普敦	South Africa	南非

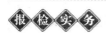

9. Chicago	芝加哥	U. S. A	美国
10. Colombo	科伦坡	Sri Lanka	斯里兰卡
11. Dalian	大连	China	中国
12. Hiroshima	广岛	Japan	日本
13. Hong Kong	香港	China	中国
14. Houston	休斯敦	U. S. A	美国
15. London	伦敦	U. K	英国
16. Los Angeles	洛杉矶	U. S. A	美国
17. Macao	澳门	China	中国
18. Melbourne	墨尔本	Australia	澳大利亚
19. Montreal	蒙特利尔	Canada	加拿大
20. Moscow	莫斯科	Russia	俄罗斯
21. Nagoya	名古屋	Japan	日本
22. New York	纽约	U. S. A	美国
23. Panama City	拿马城	Panama	巴拿马
24. Rio de Janeiro	里约热内卢	Brazil	巴西
25. San Francisco	旧金山	U. S. A	美国
26. Santiago	圣地亚哥	Cuba	古巴
27，Seattle	西雅图	U. S. A	美国
28. Singapore	新加坡	Singapore	新加坡
29. Suez Port	苏伊士港	Egypt	埃及
30. Sydney	悉尼	Australia	澳大利亚
31. Tokyo	东京	Japan	日本
32. Toronto	多伦多	Canada	加拿大
33. Vancouver	温哥华	Canada	加拿大
34. Wellington	惠灵顿	New Zealand	新西兰
35. Yokohama	横滨	Japan	日本

附录三：与报检业务密切相关的日期

一、报检日期

1. 出境货物最迟应在出口报关或装运前 7 天报检。
2. 需隔离检疫的出境动物出境前 60 天预报，隔离前 7 天报检。
3. 法定检疫除洁动物在口岸检疫，原则上是产地检疫。
4. 出境动物产品在出境前 7 天报检；需要熏蒸消毒的，15 天前报检。
5. 出境观赏动物的，出境前 30 天报检。
6. 报检后 30 天内未联系检验检疫事宜的，做自动撤销报检处理。

二、出境货物的出运期限及其有关检验检疫单证的有效期

1. 出境货物的出运期限
（1）一般货物为 60 天。
（2）植物及其产品为 21 天，北方冬季为 35 天。
（3）鲜活为 14 天。
2. 有关检验检疫单证的有效期
（1）船舶为 12 个月。
（2）飞机、列车 6 个月。
（3）除鼠证书有效期为 6 个月。
（4）国际旅行健康证书有效期为 12 个月。
（5）卫生注册证书和卫生登记证书有效期为 3 年。
（6）出口食用动物饲料登记备案证有效期为 5 年。
（7）出口商品质量许可证有效期一般按不同商品为 3 年至 5 年不等，吊销证半年后方可重新办理申请手续，在许可证期满前半年内应申请办理下一有效期的接转手续。
（8）《出口玩具质量许可证》有效期为 5 年。出口玩具发货人于装运前 7 天报检，必须逐批实施检验。

（9）出口商品运输包装容器的质量许可证为 3 年，到期前 6 个月内提出申请。检验累计批次合格率低于 80% 或出现因运输包装质量造成进口方索赔 2 次以上者，吊销质量许可证。

（10）出口观赏鱼饲养场／中转包装场注册登记有效期为 5 年。

三、供港澳活动物相关有效期

1. 供港澳活牛检验检疫注册证自颁发之日起生效，有效期为 5 年。

2. 供港澳活羊中转场注册颁发日起生效，有效期为 5 年。

3. 供港澳活猪饲养场注册颁发㈠起生效，有效期为 5 年，在期满前 6 个月重新提出申请。

4. 供港澳活禽饲养场注册颁发日起生效，有效期为 5 年，在期满前 6 个月重新提出申请。

四、入境货物及物品相关有效期

1. 入境货物需对外索赔出证的，应在索赔有效期到期前不少于 20 天内向到货口岸或货物到达地的检验检疫机构报检。

2. 输入微生物、人体组织、生物制品、血液及其制品或种畜、禽及其精液、胚胎、受精卵的，应当在入境前 30 天报检，输入其他动物的，应在入境前 15 天报检。

3. 输入植物、种子、种苗及其他繁殖材料的，应在入境前 7 天报检。

4. 特殊物品入境前 10 天向当地检验检疫机构办理特殊物品，审批手续。

5. 进境活动物和动物产品检疫审批的有效期为 3 个月。

6. 《进出口电池产品备案书》有期为 1 年，有效期到期前 1 个月到原局核发下一年度的《进出口电池产品备案书》。

7. 《进出境动物临时检疫场许可证》的有效期为 4 个月，只允许用于一批动物的隔离使用。

8. 引种单位个人或其代理人应在植物繁殖材料进境前 10～15 日将《进境动植物种子苗木检疫审批单》《引进种子苗木和其他繁殖材料检疫审批单》送入境口岸直属检验检疫局办理备案手续。

9. 栽培介质从工厂出口运至我国国境要求不超过 4 个月。

10. 涂料的备案申请在涂料进口至少 2 个月前向备案机构提出；《进口涂料备案》有效期 2 年。

五、船舶检疫期限

1. 申请电讯检疫的船舶首先向卫生检疫机关申请卫生检查，合格者发给卫生证书，该证书自签发之日起 12 个月内可以申请电讯检疫。

2. 国际航行船舶的船长，必须每隔 6 个月向检疫机关申请次鼠患检验，卫生机关根据检查结果实施除鼠或免予除鼠，发给除鼠证或免予除鼠证。该证书自签发之日起 6 个月份内有效。因特殊原因可以准许证书有效期延长 1 个月，并签发延长证明。

六、免验证书期限

免验证书有效期为 3 年。期满 3 个月前提出延续申请：免验企业在每年 1 月底前提交上年情况报告。被通知需要整改的期限为 3 ~ 6 个月。被注销免验的企业，3 年后才可重新申请。

七、复验期限

在收到检验或复验结果之日起 15 日内提出并保持原报检状态。报检人或其他关系人向法院起诉，法院已受理的，不得申请复验。

参 考 文 献

［1］兰影主编：《出入境检验检疫报检员培训教材》，中国法制出版社 2003 年版。

［2］编写组：《报检员资格考试练习与模拟题》，对外经济贸易大学出版社 2005 年版。

［3］李延、陆维民主编：《检验检疫概论与进出口纺织品检验》，东华大学出版社 2005 年版。

［4］王斌义主编：《报检员业务操作指引》，对外贸易大学出版社 2005 年版。

［5］中国出入境检验检疫协会编：《报检员培训教材辅导》，学苑出版社 2006 年版。

［6］周臣等：《出入境检验检疫报检员手册》，企业管理出版社 2006 年版。

［7］王斌义、顾永才主编：《报检报关操作实务》，首都经济贸易大学出版社 2006 年版。

［8］陈启琛主编：《报检与报关实务》，科学出版社 2007 年版。

［9］兰影主编：《出入境检验检疫报检与检务》，中国对外翻译出版公司 2000 年版。

［10］宋大涵、葛志荣、蒲长城主编：《中华人民共和国进出口商品检验法实施条例释义》，法律出版社 2005 年版。

［11］国家质量监督检验检疫总局编：《检验检疫工作手册》。

［12］周树玲、郝冠军主编：《外贸单证实务》（第三版），对外经济贸易大学出版社 2011 年版。

教学参考资料索取说明

各位教师：

中国商务出版社为方便采用本教材教学的教师需要，免费提供此教材的教学参考资料（PPT 课件及/或参考答案等）。为确保参考资料仅为教学之用，请填写如下内容，并寄至北京东城区安外大街东后巷 28 号 1 号楼 305 室，中国商务出版社编辑一室，魏红老师收，邮编：100710，电话：010 - 64218072 64269744，或手机拍照后发邮件至：2996796657@ qq. com 或 bjys@ cctpress. com。我们收到并核实无误后，会通过电子邮件发出教学参考资料。

证　明

兹证明_____大学（学院）_____院/系_____年级_____名学生使用书名是《_____》、作者是_____的教材，教授此课的教师共计_____位，现需电子课件_____套、参考答案_____套。

教师姓名：_____　　　　联系电话：_____

手　　机：_____　　　　E-mail：_____

通信地址：_____

邮政编码：_____

院/系主任_____（签字）

（院/系公章）

____年__月__日